看護系学生のための
日本語表現トレーニング

野呂幾久子／渡辺弥生／味木由佳 ［編著］

テキスト

三省堂

装幀
(有)オーポン　五味崇宏

はじめに

● 本書の目的と構成

　本書は2つの内容から成っています。

　1つ目は、「スタディスキル編」です。ここでは、正しく、適切な日本語について考え、練習し、使いこなせるようにすることを目指しています。この日本語力は、大学や専門学校でのあらゆる学びの基礎となります。また、将来看護師となったときに必要とされる、正確に情報や意見を交換する力の基盤となります。

　2つ目は、「ソーシャルスキル編」です。ここでは、良好な人間関係を築くためのコミュニケーションの力を身につけます。自分の感情をコントロールすること、自分のコミュニケーションが相手からどのように映るのかを考えること、相手に配慮した言い方ができるようになることは、人間関係を築く上で重要です。特に、患者という他者と関わる看護師にとって、必要不可欠な力と言えます。

　2つの内容は別のものに見えるかもしれません。しかし、最終的に目指すところは1つです。正しく、適切な日本語が求められる理由は、相手が混乱することなく、かつ気持ち良く情報を受け取れるようにするためです。つまり、「スタディスキル編」で取り上げる内容が、「ソーシャルスキル編」で扱う力の基礎となるのです。この2つの内容を学ぶことで、本書の最終的な目標である「良好な人間関係を築くコミュニケーションの力」が身についていきます。その力を活かして、みなさんの学生としての学びや看護の場での実践が、さらに充実したものになることを願っています。

● 本書の主な対象

- 大学や短期大学、専門学校の新入生の方。
- 就職前に日本語やコミュニケーションの力を鍛え直したい方。
- 看護現場で働きはじめて、日本語やコミュニケーションについて学び直したい方。

● 本書の特長

- 「スタディスキル編」と「ソーシャルスキル編」の両方を学ぶことによって、良好な人間関係を築くコミュニケーションの力を身につけられる、新しい

視点に基づいた教科書です。
- 看護系の大学や専門学校、あるいは看護の現場でよく見られる場面や文例をもとに学ぶことで、実践的な力が身につきます。
- 「テキストによる導入」と「トレーニングシートを用いた作業」の両方を行う、能動的な学習スタイルを実現しました。活字ばかりを目で追う受動的な学習とは異なり、飽きることなく取り組めます。

● **本書の使い方**

1　本書は、「スタディスキル編」と「ソーシャルスキル編」のどちらから取り上げることもできますし、1章ずつ交互にやっても結構です。また、それぞれの編の中のどの章からでも学ぶことができます。
2　このテキストと、別冊のトレーニングシートの2冊を使って学習を進めます。
3　テキストをよく読み、理解してから、トレーニングシートの課題に取り組んでください。
4　「ソーシャルスキル編」の学び方は、p.44の「ソーシャルスキルの学び方」で詳しく説明してあります。それに従って進めてください。
5　本書は、大学や専門学校の授業用テキストとしても、自学自習用としても使うことができます。

〈本書を教科書として利用する先生方へ〉

　本書は、半期・通年の別を問わず、大学や専門学校の授業の教科書として使いやすいように作られています。本書を教科書として採用してくださる先生には解説集を提供する予定です。詳しくは、三省堂HP（http://www.sanseido.co.jp/）をご覧ください。

※特に断り書きのない限り、本書で示されている固有名詞やデータは架空のものです。

　本書の企画にあたっては元東京女子医科大学の三原祥子先生、東京慈恵会医科大学の髙島尚美先生に大変お世話になりました。

Contents
看護系学生のための日本語表現トレーニング

- 1 はじめに
- 3 目次

■ **スタディスキル編**
- 4　**第1章**　正しい日本語を使う―正確で豊かに表現する
- 8　**第2章**　敬語を使う―相手を尊重する気持ちを伝える
- 14　**第3章**　メモをとる―要点をおさえて記録する、伝える
- 18　**第4章**　説明する・発表する―相手がわかる説明をする
- 22　**第5章**　電話をする―その場でのやり取りに対応する
- 26　**第6章**　メールを書く―学生生活でメールを使う
- 30　**第7章**　手紙を書く―病院・施設に宛てて書く手紙のマナー
- 34　**第8章**　レポートを書く(1)：内容編―レポートに何を書くのか
- 38　**第9章**　レポートを書く(2)：表現編―レポートをどう書くのか

■ **ソーシャルスキル編**
- 44　ソーシャルスキルの学び方
- 46　**第1章**　挨拶をする、自己紹介をする―さわやかな印象を
- 50　**第2章**　話すスキルと聴くスキル―互いにつながるために
- 56　**第3章**　上手に断る―相手を傷つけないように
- 60　**第4章**　感情をコントロールするスキル
　　　　　　　―さまざまな感情を感じ、ともに生きていく
- 64　**第5章**　うまく問題を解決するスキル
　　　　　　　―対人葛藤と向き合い、主張的に解決する

- 68　参考文献
- 69　編著者・執筆者紹介

Study Skill 1

正しい日本語を使う
正確で豊かに表現する

人とコミュニケーションをとる際に誤った日本語を使うと、誤解が生じたり、相手を混乱させたり、良くない印象を与えたりします。正しい日本語を知っているとそれらを防げるだけでなく、みなさんのコミュニケーションがより豊かで生き生きとしたものになります。この章では、発表、報告などの改まった場面や患者さんとの会話での話し言葉を中心に、書き言葉も含めて、正しい日本語について考えます。

ポイント
- 語彙や表現については、若者言葉、差別用語に気をつける。
- 基本的な慣用句やことわざを理解する。

1 語彙や表現、話し方についてはどのような点に気をつけますか

❶ 若者言葉

「若者言葉」は、若者同士で使う分には話が盛り上がったり、連帯感が強まったりする効果があります。しかし、現在のところ正しい日本語として認められていないものも多いため、文章を書くときはもちろん、学校の先生、職場の先輩、患者さんと話すときや発表・報告といった改まった場面で話すときも、避けた方が良いでしょう。

　　×理由を考えれる。
　　○理由を考えられる。

「考えられる」から「ら」を抜いて「考えれる」とした言葉は、「ラ抜き言葉」と呼ばれています。すでに特に若い世代に広く使われていることから、最近では「見れる」「来れる」は許容されるようになってきています。しかし、「考えれる」のような言葉は、まだ違和感を持つ人が多くいます。

{△それでは検査のほうについてご説明しますね。
{○それでは検査についてご説明しますね。
{△きちんと話し合うことが大切かな、みたいな感じです。
{○きちんと話し合うことが大切だと思います。

「ぼかし表現」と呼ばれる、断定や限定を避け曖昧にすることによって柔らかさを出す表現です。文章を書くときは避けた方が良いでしょう。

{×今日の診察は15時までです。なので、遅くとも14時半までに受け付けを済ませてください。
{○今日の診察は15時までなので、遅くとも14時半までに受け付けを済ませてください。／今日の診察は15時までです。ですから、遅くとも14時半までに受け付けを済ませてください。

文と文をつなぐ接続詞として「なので」を用いる言い方が増えていますが、「なので」は接続詞ではないので誤りです。

{×朝、バイクで事故って遅れました。
{○朝、バイクで事故を起こして遅れました。

「事故る」は、名詞「事故」に「る」をつけて動詞化した造語です。日本語としては誤りです。

❷ 話し方

　　△だからぁー、それでぇー、でもぉー

いわゆる語尾を伸ばす話し方です。だらしない印象を与え、患者さんの中には、「この看護師さんにまかせて大丈夫かな」と不安になる方もいるかもしれません。なるべく語尾を伸ばさないで話す習慣をつけましょう。

❸ 差別用語

差別用語とは、性別や職業、人種、民族、地域、病気、体の特徴などについての差別的な言葉や表現です。差別語はまた、使った人の品性を落とす言葉であり、他者を大切にする看護のあり方とはほど遠い言葉です。

医療でも、植物人間（植物状態（の患者））、精神分裂病（統合失調症）、痴呆（認知症）、らい病（ハンセン病）、アル中（アルコール依存症）などの言葉は差別的であるとの声が高まり、（　）内のような言葉に変わっています。今後も時代とともに変わることもあるので、常に言葉に敏感になっていましょう。

また、年配の患者さんを「おじいさん/おばあさん」と呼ぶことがありますが、患者さんの中には「私はこの人の祖父/祖母ではないのに」と不快感を持つ方もいるので注意が必要です。

2 覚えておいた方が良いことわざや慣用句にはどのようなものがありますか

ことわざや慣用句は、日本語の中にあふれています。これらを使いこなせると、より豊かな日本語の表現ができるようになります。基本的なことわざや慣用句の意味を理解しましょう。

❶ 意味を間違えやすいことわざ・慣用句
- 枯れ木も山のにぎわい：○枯れ木でも山に趣を添える。つまらぬものでも無いよりはましである。／×人が集まればにぎやかになる。
- 流れに棹さす：○（棹を水底に突いて船を進める意から）時流にうまく乗り目的に向かって順調に進む。／×時流や大勢に逆らう。
- 情けは人のためならず：○人に情けをかけておけばいつか巡り巡って自分によい報いが返って来る。善行は結局は自分にも返って来るものだから、人には親切にせよ、という教え。／×人に情けをかけることは相手の為にならない。だから情けをかけない方が良い。
- 馬子にも衣装：○卑しい身分の者でもちゃんとした衣装を身につければ立派に見える。「馬子」は「孫」ではなく馬に人や荷を乗せて運搬することを職業とする人。／×ちゃんとした衣装を身につけて立派に見えると褒める言葉。

❷ 言葉を間違えやすいことわざ・慣用句
- ○石にかじりついても／×石にしがみついても：目的を達成するまではどんな苦難にも耐え抜こうと決意する様子。
- ○出る杭は打たれる／×出る釘は打たれる：差し出たふるまいをする者、または頭角を現す有能な者は、他から憎まれたり妨げられたりする。
- ○伝家の宝刀を抜く／×天下の宝刀を抜く：大事な場面に取っておきの手段を使う。
- ○的を射る／×的を得る：意見や論評が問題の核心を鋭くついている。

❸ 医療に関係することわざ・慣用句

ことわざ・慣用句	意味
医者の不養生	医者は、人には養生を勧めながら自分は案外不養生なものである。立派なことを言いながら実力が伴わないことについていう。
風邪は万病のもと	風邪を引くとあらゆる病気を引き起こすもとになるから用心せよ。
酒は百薬の長	酒は適度に飲めばどんな良薬よりも体に良い。
腹八分目に医者いらず	満腹になるまで食べず、八分目ぐらいでやめておけば腹をこわす心配はなく、医者にかからないで済む。
腹も身の内	腹も体の一部分だの意で、暴飲暴食は健康を害するもとだから十分に注意しろ、という戒めの言葉。
良薬は口に苦し	自分の身のためになる忠告は耳に聞きづらい、というたとえ。

❹ その他のことわざ・慣用句

ことわざ・慣用句	意味
以心伝心	無言のうちに気持ちが相手に通じること。
一石を投じる	静かな水面に石を投げて波紋を起こすように、新たな問題を投げかけて反響を巻き起こす。
一期一会	一生に一度しかめぐり会える機会がないものと心得て、何かとの出会いを大切にすべきである、という戒めの言葉。
痒い所に手が届く	他人に対する世話などが細かい所まで十分に行き届く。
木を見て森を見ず	物事の末梢的な部分にこだわりすぎて本質や全体をとらえられないことのたとえ。
去る者は日々に疎し	死んでしまった人は日数がたつにつれて世間からしだいに忘れられてゆく。親しかった人も遠く離れてしまうとしだいに疎遠になる。
四面楚歌	助けがなく周囲が敵や反対者ばかりであること。孤立無援な様子。
釈迦に説法	その方面のことによく通じている人に、いまさらのように何かを教えるのは無駄でばかげていること。
船頭多くして船山へ上る	物事を進めるにあたって指図をする人が多いため統一がとれず、全く見当違いのほうに物事が進んでしまう。
微に入り細を穿つ	非常に細かい点まで漏らさずに詳しく調べたり説明したりする。
李下に冠を正さず	他人から疑いを受けやすい行為はしないほうが良いというたとえ。「瓜田に履を納れず」も同じ意味。
実るほど頭の下がる稲穂かな	学問や徳行が深くなればかえって謙虚になる。

Study Skill 2 敬語を使う

相手を尊重する気持ちを伝える

　さまざまな年代の患者さんと関わる看護師には、相手を尊重する気持ちを表現する機会が沢山あります。それを言葉で表したのが「敬語」です。敬語の使い方を間違えると相手に敬意が伝わらないだけでなく、逆に失礼になることがあるので、この章で基本をマスターしましょう。また、ジェスチャーなど、言葉以外の表現方法もあります。これについても考えましょう。

ポイント

- ☐ 丁寧語を理解する。
- ☐ 尊敬語、謙譲語を正しく使えるようにする。
- ☐ 相手を尊重する気持ちを表現する、言葉以外の方法があることを理解する。

1 敬語にはどのような種類がありますか

　敬語とは、相手や話題にのぼった人に敬意や丁寧さを表す表現です。敬語には、「丁寧語」「尊敬語」「謙譲語」の3種類があります。

　このうち「丁寧語」とは、話し方を丁寧にすることで相手に敬意を表す言い方です。「食べます」「月曜日です」のように、文末に「です/ます」をつけた言い方です。

　また、「美化語」も丁寧語の一種です。これは相手への敬意というより、自分の言葉を上品・きれいにするために名詞に「お/ご」をつける言い方です。「(私は)酒を飲みました」というより「(私は)お酒を飲みました」と言った方が上品な感じがしませんか。他にも「お金」「お休み」「お手洗い」「ご祝儀」「ごちそう」「ご飯」などが美化語です。

※名詞の中には「お/ご」をつけられないものもあります。「試験、事故、電車」などはその例です。また、原則として外来語(カタカナ言葉)には「お/ご」はつけられません。ときどき「おビール」という言葉を聞きますが、過剰な

印象を与えるので注意が必要です。

そして、私たちがよく間違えるのは、「尊敬語」と「謙譲語」です。この2つについて、次項で詳しく考えましょう。

2 尊敬語とはどのようなものですか

「尊敬語」とは、聞き手や話題の人物を高めて言う表現です。例えば、目上の人である先生には、「お昼を食べましたか？」ではなく、「お昼を召し上がりましたか？」のように言いますが、この「召し上がる」という言葉が尊敬語です。尊敬語を相手に対して使うと、相手の位置を高めることになり、相手を見上げるような形ができます。このような形を作ることで相手への敬意を表現するのが尊敬語です（図1）。主な尊敬語は表1の通りです。

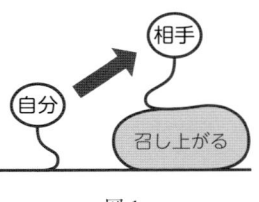

図1

表1　尊敬語の種類

	常体	尊敬語	常体	尊敬語
名詞・代名詞	名前	お名前	住所	ご住所
	連絡先	ご連絡先	山田	山田さん / 様
	（家族の）人	（家族の）方	母親	お母様
	先生たち	先生方	あなたの病院	貴院
形容詞・形容動詞・副詞	忙しい	お忙しい	つらい	おつらい
	丈夫	ご丈夫	ゆっくり	ごゆっくり
動詞：形が変わるもの	言う	おっしゃる	行く / 来る / いる	いらっしゃる
	食べる / 飲む	召し上がる*	（勉強）する	（勉強）なさる
	寝る	お休みになる	見る	ご覧になる
	くれる	くださる	知る	ご存知
動詞：規則で作るもの	常体	規則1：お / ご～になる*		規則2：～れる / られる*
	話す	お話しになる		話される
	呼ぶ	お呼びになる		呼ばれる
	利用する	ご利用になる		利用される

＊「召し上がる」は薬を飲むときには使いません。
　×夜寝る前にこの薬を1錠召し上がってください。

○夜寝る前にこの薬を1錠お飲みになってください。
* 規則1「お / ご〜になる」に「ください」をつけると、「お話しになってください」のような形になりますが、「になって」を省略し、「お話しください」とすることも可能です。
* 規則2は規則1より敬意が低く、また「受け身（例、患者が順番に呼ばれた）」などと混同されることがあるので、2つの規則が使える場合は、規則1を使うことをお勧めします。

3 謙譲語とはどのようなものですか

謙譲語とは、聞き手や話題の人物を高めるために話し手側を低めて言う表現です。「（私は）お昼をいただきました」の「いただく」という言葉は、自分の位置を下げる働きがあります。自分は下がって相手はそのままなので、尊敬語の場合と同様、相手を見上げる形ができます。これによって相手に対する敬意を表すのが謙譲語です（図2）。

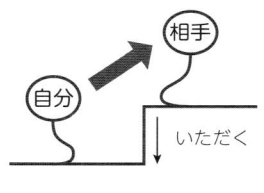

図2

表2　謙譲語の種類

	常体	謙譲語	常体	謙譲語
名詞	母親 / 父親	母 / 父	私たち	私ども
動詞：形が変わるもの	言う	申す / 申し上げる*	行く	伺う / 参る
	聞く	伺う	来る	参る
	食べる / 飲む	いただく	もらう	いただく
	見る	拝見する	いる	おる
	する	いたす	あげる	さしあげる
	会う	お目にかかる	知る	存じる / 存じ上げる
	常体	規則：お / ご〜する	常体	規則：お / ご〜する
動詞：規則で作るもの	話す	お話しする	待つ	お待ちする
	呼ぶ	お呼びする	連絡する	ご連絡する

* 自己紹介の場合は、「○○と申します」のように「申す」を使います。

4 よくある敬語の間違えには、どのようなものがありますか

❶ 自分や身内に尊敬語を使ってしまう

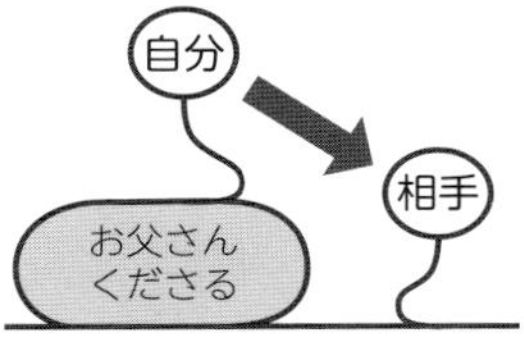

×これはうちのお父さんが買ってくださったものです。

○これはうちの父が買ってくれたものです。

「お父さん」や「くださる」は尊敬語なので、自分の身内（父親）に使うと、自分を高め、相手を見下すことになってしまいます（図3）。

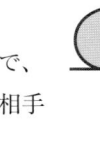

図3

❷ 相手に謙譲語を使ってしまう

×受付で伺ってください。

×あちらでお待ちしてください。

「伺う」「お待ちする」は謙譲語です。これを相手に使うと、相手の位置を下げ、見下ろす形になります（図4）。これも相手に失礼になってしまいます。

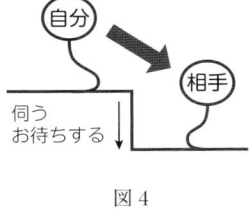

図4

○受付でお聞き（になって）ください。

○あちらでお待ち（になって）ください。

❸ 過剰な敬語（二重敬語）

×先生がそうおっしゃられました。

×この本をお読みになられましたか？

「お読みになられる」「おっしゃられる」は二重敬語といって、過剰な敬語です。「読む」の尊敬語は「お読みになる」、「いう」の尊敬語は「おっしゃる」で尊敬語が完成しているのに、これでは敬意が足りないのではないかと感じ、後ろに「れる/られる」をつけてしまった誤りです。

○先生がそうおっしゃいました。

○この本をお読みになりましたか？

❹ 尊敬語のつもりで「ご苦労様でした」を使う

「ご苦労様でした」は目上の人が目下の人をねぎらうための言葉なので、目上の人に向かって言うのは誤りです。同じねぎらいの言葉でも、「お疲れ様でした」は許容範囲なので、こちらを使うようにしましょう。

5 言葉以外の方法で相手に敬意を表すことはできますか

　相手への敬意は、言葉だけでなく非言語をはじめさまざまな方法で表現されます。例えば、お辞儀をする、相手に書類を手渡すときに軽く揃え相手に見やすい方向にして渡す、方向を指で示す際指をそろえるなどは、しぐさで表す敬意です。目上の人と会うときにきちんとした格好をする（服装）、時間ぎりぎりではなく少し前に着いている（時間）、相手の顔をじろじろ見ない（視線）、近づきすぎない/遠すぎない（距離）なども、一種の敬意を表現する方法です。

6 敬語には相手に敬意や丁寧さを表す以外にどのような機能がありますか

　みなさんの中には、入学式で初めて会った隣の人に、「どこの高校ですか」というような敬語（丁寧語）を使って話しかけた人もいるのではないでしょうか。これは隣の人に敬意を表したというより、まだ知らない人で距離があることを表したものです。このように、敬語には「相手との距離」を示す機能もあります。親しい目上の人（先生や先輩）に敬語抜きで話したくなるのも、心の距離が近くなったためです。

Study Skill 3

メモをとる

要点をおさえて記録する、伝える

　日常的にメモをとる習慣はありますか。メモをとる内容はどのようなことですか。自分が大事だと思ったことですか、後で見て思い出すためのものでしょうか。

　この章で学ぶメモとは、相手に伝達するためのメモです。伝達事項の要点をおさえることはもちろんですが、誰から誰に宛てたものか、いつの出来事なのかなど、周辺の情報もあわせて残しておかないと、メモは役に立ちません。

　医療の現場では、伝達ミスが命に関わるので、正確な情報を伝達することが必要です。役に立つ伝達ができるよう、上手なメモのとり方を知り、不足なく情報を伝えることを学んでいきましょう。

ポイント

- [ ] メモは５Ｗ２Ｈを意識して組み立てる。
- [ ] 伝言のメモは５Ｗ２Ｈでとり、その場で復唱する。
- [ ] 伝えたいことをメモにまとめるのも、５Ｗ２Ｈを意識する。
- [ ] その場にいない人にメモを残すとき、相手のことを考える。

1　メモをとるときに意識することは何ですか

　英語の５Ｗ１Ｈを覚えていますか。When いつ、Where どこで、Who 誰が、What 何を、Why なぜ、How どのように、でしたね。この考え方は、英語だけのものではありません。物事を考えるときの欠かせない骨組みが５Ｗ１Ｈなのです。さらに How much どれくらいと、Ｈを１つ追加して５Ｗ２Ｈとするとより具体的にメ

When	いつ
Where	どこで
Who	誰が
What	何を（用件）
Why	なぜ（理由）
How	どのように（方法）
How much	いくら（具体的な数）

モをとることができます。あくまで骨組みなので、話の内容によっては５Ｗ２Ｈがそろわないこともありますが、意識することが大切です。

2 伝言のメモをとるときには、どうやって確認しますか

　ＡさんからＢさんへ伝言して欲しいと頼まれたとき、どのようなメモをとりますか。伝言は正しく伝えなければ意味がありません。要点を落とさずに話を聞くには、５Ｗ２Ｈを意識して、メモをとります。話の内容にもよりますが、骨格（５Ｗ２Ｈ）を完成させるように話を聞き、不足していることがあったら、その場で確認しておきます。

　骨格ができあがったら、復唱してＡさんの意図と自分が受け取った内容と相違がないかを確かめます。

3 伝えたいことをメモにまとめるときに意識することは何ですか

　看護学生は、実習で看護師さんへの報告の機会がありますね。そのとき、どのような方法で伝えたいことをまとめていますか。頭で考えたままに報告すると、抜けてしまう情報があったり、言いたいことがわからなくなってしまったりということがあります。忙しい現場で、要領を得た報告をするためには、言いたいことをメモにまとめてから報告してみましょう。

〈場面１〉　患者さんに異常が観察されたときの報告

　「患者さんが大変なので、すぐに来てください」では、どの患者さんがなぜ、どのように大変なのかが伝わりません。客観的な状況を交えた説明が必要です。

　伝える順番も重要です。内容が良くても、順番が悪いことで要領を得ないことがあります。説明する順番を吟味しましょう。

> 担当看護師さんに報告すること
> 15号室のＭさんについて
> 担当学生のＡです。入浴前10時のバイタルサイン（BP = 142/80mmHg, P = 72回, T = 36.8℃）でした。昨日より熱が高めで、ぐったりしているように見えたので、具合を尋ねたところ、患者さんが「歯がガチガチする」といって、悪寒を訴えています。
> 「看護師さんを呼んできます」と伝えたので、すぐに来ていただけますか

メモを書いた後、この情報だけで相手は理解できるか見直します。情報を伝える順番は理解しやすいものになっていますか。緊張して、急いでいるときほど独りよがりな報告になりがちです。下手な報告をしてしまう前に、面倒でもまとめてから伝えましょう。急がば回れ、です。

4 不在の相手にどのようなメモに残しますか

教員に呼び出されて、訪ねてみたものの不在だった、という経験はありませんか。また、医療の現場では異なる勤務帯の人に宛てて、メモを残す機会が多くあります。この項目では、伝えたいことをメモに残すことを学びます。

先の項目を学んだみなさんにとっては、簡単ですね。伝えたいことをメモにとることと同じことです。ただ、書き残すということは、追加で情報を必要としないように、不足がないようにメモを残す必要があります。また、残したメモは誰の目に触れるかわかりません。用件を伝えるだけだと思っても、適切な敬語を使うことが望ましいでしょう。

メモに盛り込むこと
　　　①誰に宛てたメモであるか、宛名
　　　②何の件についてのメモであるか、用件
　　　③これまでの経緯の簡潔な説明
　　　④依頼する内容
　　　⑤誰が残したメモであるか、差出人

〈場面2〉　学生が呼び出しを受けたため教員を訪ねたが、不在だったとき

```
○○先生
提出物の件で呼び出しを受けている、学籍番号01234の○▲です。
提出物を持ってきたのですが、いらっしゃらなかったので持ち帰ります。
また明日、改めて伺います。
                                    7月12日 15：30
                                    2年　○▲　□
```

相手がいなくて用を済ませられなくても、そのまま帰ってはいけません。誰に

宛てたメモであるかを記し、訪ねたことを伝えます。そして、不在であったという事実から、どのような判断をしたのかを残さなければ、来なかったことと同じになってしまいます。このような場合は、時間も記しておくと良いでしょう。より多くの情報を残すことができます。

〈場面3〉　異なる勤務帯の人に伝言を残す

> 夜勤のみなさま
> お疲れ様です。申し送りが2点あります。
> 4階病棟が点滴スタンドを借りにきます。18時ごろにヘルパーの方が取りにくるので、受付にあるスタンドを渡してください。
> 今夜、電子カルテのメンテナンスがあります。23-24時はカルテが使えません。その時間帯は入力がないので問題ないかとは思いますが、困ったことがあれば、サポート室（内線6654）に電話くださいとのことです。
> 以上、2点よろしくお願いします。
> 11月15日　日勤リーダー　○○

　看護師の仕事は勤務時間がバラバラで、勤務時間が異なる人にメモを残す機会も多くあります。要領を得ないメモにならないように、相手の立場にたってメモを作成しましょう。

　相手の立場にたつとは、この情報を受け取った人が疑問に思ったり、困ったりすることがないように情報を整えて渡すことです。

　〈場面3〉の例を見てみましょう。いつ、どこ、誰、何、という伝言の要素が盛り込まれていますね。最初に何の話かを記して、説明を続けています。そして、依頼する内容を説明しています。もしもの場合に備えた説明を加えるなど、相手のことを考えたメモの作成が大切です。

説明する・発表する

Study Skill 4

相手がわかる説明をする

　道を聞いたとき、携帯を買ったとき、そして毎日の授業の中で、みなさんはさまざまな説明を受けていると思います。でも説明の中には、聞いてもよくわからない説明と、すっと頭に入る説明がありませんか。これらの説明は、どこが違うのでしょうか。「説明」とは「よくわかるように述べること」です。ここで重要なのは、「相手がわかること」が説明の目的だということです。学生のうちは、授業中に調べたことを報告したり、自分の意見を発表したりする場面があります。看護師になってからも、患者さんに入院生活について説明したり、他のスタッフに患者さんの状況を伝えたりする場面があります。この章で、相手がわかる説明をするためのコツを身につけましょう。

ポイント

- ☐ 相手に合わせた説明をする。
- ☐ あらかじめ情報を整理しておく。
- ☐ 「全体像（概要・結論）→細部（詳細・根拠）」の順に説明する。
- ☐ 発表では、内容、話し方、視覚的に伝えることを意識する。

1 相手に合わせた説明とはどのようなものですか

　わかりやすい説明のポイントは、まず説明が相手に合ってることです。説明が下手な人は、いつでも、どこでも、誰に対しても、同じ説明をしようとします。これは、相手を説明に合わせているのであって、説明を相手に合わせていません。では、相手に合った説明とはどのようなものなのでしょうか。トレーニングシートの**課題1**をやってみましょう。

❶ 相手が知りたいことを説明する

　まず、それぞれ「何を知りたいか」を考えたと思います。友達とのおしゃべり代わりにメールを使いたいAちゃんと、孫と簡単なメール交換をしたいBさんで

は、知りたいことが違います。Bさんには（少なくとも当面は）基本的な操作だけで十分ですが、Aちゃんは絵文字の使い方、写真の添付なども知りたいはずです。でも、これらをBさんにも説明したら、情報が多すぎて混乱してしまうでしょう。説明をするときは、相手が何を知りたいのかを考え、その情報を中心に、過不足なく伝えることが大切です。

❷ **相手の知識に沿って説明する**

次に、「相手がすでに何を知っているか」を考えたと思います。Aちゃんはパソコンのメールを使っているので、「アドレス」「宛先」「件名」などについて説明する必要はありません。また、「メアド」などの言葉も通じるでしょう。一方Bさんには、用語を含めて、基本的なことから説明しなくてはなりません。このように、相手がその問題についてどの程度知識があるのかを把握しておき、よく知らない相手には前提から丁寧に、専門用語を避けて説明することが大切になります。

❸ **相手の状況を考えて説明する**

さらに、相手の状況によっても説明を変える必要があります。どのぐらい時間があるのか、どこで聞くのか、どのような心理状態で聞くのかなども重要な要素です。急いでいる相手には要点のみ簡潔に、時間があればゆっくり図を描いて説明します。広い会場やうるさい場所にいる場合は大きい声で、周りに聞かれたくない内容なら個室に入るか、小声で話します。また例えば、病名告知を受けてショックを受けていたり気が動転したりしている患者さんは、詳しい説明をされても頭に入らないことがあります。その場は必要最小限の説明にとどめ、後日気持ちが落ち着いてから詳しく話す必要があります。

2 情報はどうやって整理すれば良いですか

わかりやすい説明の2つ目のポイントは、説明する情報をあらかじめ整理しておくことです。**課題2-1**をやってみてください。

もしあなたがAストアで扱っている商品を人に尋ねて、「Aストアでは定規、ブラウス、ペン、セーター、魚、ジーパン、コート、手帳、乳製品、ノート、パン、鉛筆、野菜、絵の具、肉を扱っています」と説明されても、頭に入りにくいですよね。でも、商品をグループ分けして、そのグループごとに商品名を言われたら

わかりやすいのではないでしょうか。**課題2-2**で確認してみてください。

3 どのような順番で説明すれば良いですか

3つ目のポイントは、「全体像（概要・結論）→細部（詳細・根拠）」の順に説明するということです。**課題2-2**の説明は、まず「3種類ある」「それは衣類、食品、文房具である」という概要を説明し、その後「各商品名」という詳細情報を伝える構成になっています。先に概要を伝えておくと、聞き手の頭の中に「衣類」「食品」「文房具」とラベルづけされた3つの書類箱ができます。その後各グループの商品名を聞けば、それぞれの箱に情報が効率よく納まっていきます。このように、説明するときには、先に全体像（概要・結論）を述べて相手の頭の中に書類箱を作ってから細部の情報（詳細・根拠）を話すという構成にすると、わかりやすくなります。**課題3**を考えてみてください。

4 発表ではどのような点に気をつければわかりやすくなりますか

最後に、人前で口頭発表する際の説明について触れます。発表でも、「聴き手がわかること」が目的であることは変わりません。「自分が上手に話すこと」ではなく「相手がわかるように話すこと」を目指します。そのためには、これまで述べたポイントに加えて、次の点に気をつけましょう。

❶ 内容

1) サンドイッチ型で話す

まず構成です。先に、説明するときには「全体像（概要・結論）→細部（詳細・根拠）」の順番に説明するとわかりやすいと書きましたが、発表の場合は最後にもう一度全体像を述べ、「全体像（概要・結論）→細部（詳細・根拠）→全体像（概要・結論）」というサンドイッチ型で説明すると、聴き手によりしっかり伝わります。例えば、「私は〜という案に賛成です（結論）。理由は〜です（理由）。以上のことから、私は〜という案に賛成です（結論）」のような形です。

2) 1つの文には1つの情報しか入れない

発表では、聴き手は主に耳からの情報で内容を理解します。そこで複雑な文を使うと、聴き手は理解しにくくなります。**課題4**をやってみてください。聴いていて、AとBではBの方が頭に入りやすいのではないでしょうか。それは、B

は1つの文に1つの情報しか入っていないためです。1つの文に沢山の情報が入っていると、聴き手が消化不良を起こします。なるべく1つの文には1つの情報だけを入れるようにしましょう。**課題5**をやってみてください。

❷ 話し方

　口頭発表のメリットは、声や視線などの非言語を使えることです。これらを使って豊かに表現しましょう。

姿勢：うつむいて原稿を読み上げる人がいますが、これでは聴き手が関心を持てませんし、声が下に落ちて聴き手に届きません。身体を起こした姿勢で話しましょう。

視線：身体を起こすと自然と聴き手に視線が向かいます。うなずいてくれる人や穏やかそうな視線を返してくれる人を探しましょう。初めのうちはそれらの人を中心に見て、慣れてきたら全体をまんべんなく見渡しながら話すようにしましょう。

声の大きさ：全員に聞こえる音量で話します。慣れてきたら強弱をつけて、重要な個所は特に大きい声で伝えます。

話す速さ：発表で話す際の適度な速さは、大体1分間に200字〜300字と言われています。それを目安にして、重要な個所はゆっくり話すなど緩急をつけるとメリハリのある話し方になります。

間：聴き手があなたの説明を聞いて理解するためには「間」が必要です。内容のまとまりごとに少し間を置きます。慣れてきたら、聴き手の表情を見て腑に落ちた様子になるまで待ちます。

時間管理：割り当てられた時間を守ることは大切です。そのために、事前にリハーサルをして、時間の調整をしておきましょう。

❸ 視覚的にも伝える

　発表では、話（音声）だけで情報を伝えるのではなく、パワーポイントなどのソフトやレジメなどを用いて、視覚的にも伝えましょう。ただし、資料はあくまで話を補助するものなので、そこに情報を詰め込みすぎないこと、図表やイラストなどを用いて一目でわかるような表現にすることが大切です。

Study Skill 5

電話をする
その場でのやり取りに対応する

　みなさんは毎日、電話をしますか。話すときに緊張しますか。話し慣れている友達ならば、緊張もしないでしょうし、思うままに話してもわかってくれます。しかし、学生として外部に電話をかけるときや、仕事で電話をかけるといったときに、いつもの話し方で良いものでしょうか。
　電話はすぐに用件が伝えられ、返事をもらうことができる便利なツールです。その分、とっさの切り返しや要領を得た話し方が求められてきます。会話は一朝一夕にうまくなるものではないので、意識して磨いていくことが必要です。

ポイント
- ☐ 電話連絡に適した内容であるかを吟味する。
- ☐ 緊急連絡は要点をおさえてからかける。
- ☐ 電話での問い合わせは、シミュレーションしてみる。

1　電話連絡に適した内容とはどのようなものでしょう

〈電話のメリット〉
- ・相手にすぐに用件を伝えられ、返事をもらうことができる。
- ・急を要する連絡に適している。

〈電話のデメリット〉
- ・手間がかからない分、丁寧な伝達手段とは言えない。
- ・顔が見えない分、誤解を生じる可能性がある。
- ・とっさの切り返しが求められる。会話力が必要。

　電話は、面と向かって話すときに比べて表情が見えない分、誤解を生じやすいと言えます。電話をかけるときは、まず、相手が電話で話せる状況にあるかを考えます。相手が電話を取りやすい時間を選んで連絡することや、電話をかけたと

き「今、お時間をいただいていいですか」など相手の都合を確かめましょう。

　相手に伝わるのは声です。ぼそぼそとした話し方や、語尾を延ばす話し方は、相手に不快な印象を与えます。はきはきとした発声を心がけ、話の内容に合った表情を作って、少し大げさに話すことも有効です。電話は見えないからこそ、相手を思いやる態度を表し、相手から見た自分を思い描いた対応が求められます。

2　電緊急連絡はどのようにとりますか

　電話は相手が出てくれさえすれば、最も速く連絡をとれる手段です。緊急事態を相手に伝えるとき、どのような電話をすれば伝えることができるでしょうか。

　メモを作ると、要点が整理されます。緊張してしまう場合には、さらに台本を作ります。台本を作ると、説明する順番や言い回しをあらかじめ用意することができます。緊急連絡のときは特に、要領を得ない説明になりがちですから、台本を作ってみることは有効でしょう。

〈場面1〉　実習に遅刻することを伝える

　実習のために施設に向かっていたあなたは、電車の中にいました。車両事故のため、近くの××駅に降ろされてしまいました。時間に余裕を持って家を出ましたが、実習時間には間に合いません。緊急時は学務課に電話を入れることになっています。どのような内容を伝えますか。

When	いつ	今日の朝7:30頃
Where	どこで	○○線××駅で
Who	誰が	看護学部2年△○が
What	何を（用件）	実習病院に到着できない
Why	なぜ（理由）	○線の事故で電車が止まってしまったため
How	どのように（方法）	電車が復旧次第、病院に向かおうと思います

電話をかける前にやり取りをイメージして、その通りに会話を進めます。

学務課	はい、○○大学看護学部学務課□□です。
私	看護学部2年の△○ですが、成人看護の実習で病院に向かう途中なのですが、○○線が止まってしまい、病院に行くことができません。
学務課	先生に報告しますから、詳しく説明してください。

私	はい。朝7:30頃に○○線に乗って病院に向かっていたところ、電車が事故のために運転を見合わせることになって、××駅で乗客全員が降りました。まだ復旧のメドはたっていなくて、今も××駅にいます。電車が復旧次第、病院に向かおうと思います。
学務課	わかりました。先生に伝えます。気をつけて行ってください。
私	ありがとうございます。お願いします。

3 電話で問い合わせるとき、何に気をつけますか

〈場面1〉では、落ち着いて状況を説明するだけでしたが、電話で問い合わせるときにはさまざまな場合が考えられます。相手が不在だったら、うまく話が展開できなかったら、など心配は尽きませんね。

電話での対応に慣れるまでは、話の展開に慌てないよう、台本を使ってシミュレーションすることも良いでしょう。

〈場面2〉 電話で問い合わせる、約束をする
　状況設定

文化祭のポスターを印刷業者に依頼します。期日が迫っているため、あなたはこの業者がポスターを引き受けてくれるかを確認し、できれば打ち合わせの日程を決めたいと考えています。どのように会話を進めたら良いでしょうか。

When	いつ	平日16時以降に
Where	どこで	本学の会議室で
Who	誰が	○大学2年○□が、▲▲印刷　担当▲▲さんに
What	何を（用件）	文化祭ポスターの注文について
Why	なぜ（理由）	今月末までにポスターを納品してほしいため
How	どのように（方法）	打ち合わせをして、詳細を決めたい
How much	どれくらい（具体的な数）	A3カラー版を200枚

上記のようなメモを作りました。

シミュレーションしてみましょう。

私	こんにちは。私、○大学 2 年の○□と申します。ポスターの印刷の件で、ご相談したいことがあるのですが、▲▲さんはいらっしゃいますか。	所属と氏名を名乗る。／要件を短くまとめる。
(不在の場合)	そうですか。いつごろお戻りですか。その頃にかけなおします。	用のある方がかけなおすのがマナー。
(在席の場合)	私、○大学 2 年の○□と申します。ポスターの印刷の件で、ご相談したいことがあるのですが、今よろしいでしょうか。文化祭で A3 カラー版のポスターを 200 枚、今月末までにお願いしたいのですが可能でしょうか。	
(不可能な場合)	わかりました。ありがとうございました。失礼いたします。	相手の言葉を受け止めるクッション言葉をはさむ。
(可能な場合)	ありがとうございます。さっそく詳細を決めたいのですが、打ち合わせをお願いできますか。	
(打ち合わせを引き受けてくれる場合)	ありがとうございます。申し訳ないのですが、私は学生で授業が詰まっているので、平日 16 時以降でご都合のつく日はありますか。そちらに伺えそうにないのですが、こちらに来ていただくことは可能ですか。本学の場所はご存じですか。	理由を添えて、具体的に希望を伝える。
(来校が不可能な場合)	わかりました。それでは伺える日を考えて、また後日、お電話でご相談させていただきます。	
(学校の場所を知らない場合)	本学は地下鉄○○線●●駅北口から、まっすぐ歩いて 5 分のところにあります。	
最後の復唱	ありがとうございます。それでは確認いたします。明日、9 月 10 日午後 16 時から打ち合わせをお願いします。場所は▲▲さんが、本学の会議室にお見えになるということでよろしいですか。私は看護学部 2 年の○□です。それでは、どうぞよろしくお願いいたします。失礼します。	最後に、この会話で決まったことを復唱して、内容を確認する。／約束をする場合、誰と約束をしたのか最後に明らかにすると親切。

　大切なのは、最初に何者が何の要件で電話しているのかを明らかにすることです。怪しい電話は取り次がないのが大人のルールだからです。また、電話は受け取り違いや、聞き間違いが考えられるツールでもあります。通話の最後に、やりとりの中で決まったことを短くまとめて、間違いがないかを確かめましょう。

　急なことに対応できるように、関連する資料を手元に置いておく、メモをとれるように準備をして電話をすると、いくらか落ち着きます。相手を待たせないような工夫をしましょう。とにかく、一番良くないことは、慌てている様子が相手に伝わり、相手を困らせてしまうことです。電話をかけるまえに自分が準備できることはすべて行って、相手に臨むことが電話のマナーだと言えます。

Study Skill 6

メールを書く
学生生活でメールを使う

　メールは身近なコミュニケーションツールです。メールをしないで一日が終わることはないのではないでしょうか。しかし、身近なものだからこそ、目上の相手や会ったことのない相手に送るときには注意しなければならないことがあります。この章では、学生生活でメールを使うときの注意点について学びます。スマートフォンから送ることも多いかと思いますが、ここではパソコンからの送信を想定しています。

ポイント
- ☐ メールで送るのに適した内容であるかを吟味する。
- ☐ メールの要素を確認する。
- ☐ 学生らしいメールのマナーを学ぶ。

1　メールで送るのに適した内容とは何でしょう

〈メールのメリット〉
- ・電話はその場にいないと返事はもらえないが、メールは相手の都合の良い時間に返事がもらえる。
- ・手紙のように、後に残る、保存ができる、送受信の証拠が残せる。
- ・送信する端末によっては、添付ファイルで文書を送ったり、受け取ったりすることもできる。

〈メールのデメリット〉
- ・すぐに返事が来るとは限らない。その場で解決するわけではないので、急ぎの用には不向き。

　上記の理由から、メールは相手の都合を聞いて日時を決めることや、添削を受けるなど数回にわたるやり取りが必要なものに特に向いていると言えるでしょう。

提出期限が遅れる、謝罪などの直接会って誠意を示す必要があるものには向いていないことは言うまでもありません。

内容がメールで連絡することに適しているかを吟味することも重要です。

2 メールの要素を知っていますか

メールには、宛先、CC、BCC、件名、添付ファイルといった項目があります。正しくメールを作成するために、各項目の概要を挙げます。

宛先：受信者のアドレス
CC：カーボンコピー。同じ内容のメールを送信する。同じ内容を知っていてほしい相手に送信することができる。
BCC：ブラインドカーボンコピー。同じ内容のメールを送信できるが、宛先の人と、CCの人に、ほかにも受信者がいることとアドレスを知られないのが特徴。
件名：ひと目で用件がわかるようにする。また、同じような件名のメールが相手に届いていると考えられるときには、自分の名前を入れると差別化が図れる。
添付ファイル：文書や表を一緒に送ることができる。写真など容量が大きすぎたり、特殊なソフトを必要とするファイルは添付できないことがあるので注意する。ファイルの添付し忘れには注意すること。

3 メールのマナーは何ですか

学生としてフォーマルにメールを使うときに、最低限気をつけるべきことを挙げます。

❶ **絵文字、顔文字は使わない**
　×すみません m(＿)m
　○お手数おかけして、申し訳ありません。
　　絵文字や顔文字はあくまで遊び用のものです。それらに頼らずに、しっかりと言葉で説明することが学生として求められています。

❷ **きちんと名乗る**
　×田中です。
　○援助論を選択している看護学部2年の田中○子（学籍番号123）と申します。

メールを受ける相手（教員や病院の方）は、仕事で多くのメールを受け取ります。仮に「田中です」と名乗っても、どこの田中さんかわかりません。相手が、あなたをどの学生かわかるように、所属（学部）、学籍番号、どの授業をとっているかなど、手がかりを多く知らせる必要があるのです。

4 ブロックは解除しておく

意外と盲点なのが、送信者のアドレスにメールブロックがかかっていることです。相手が返信しているのに、送信者のあなたは返事を受け取ることができません。返事がもらえるように、準備をしてから送信しましょう。

正しいメールの作成方法について、例を挙げて、解説していきます。
〈状況設定〉
あなたは教員に課題を見てもらい、面談をしてコメントして欲しいと考えています。事前に課題を送り、アポイントメントを取るにはどのような文面が適切でしょうか。

メッセージの作成	
宛先	○○○@×××.ac.jp
CC	
BCC[1]	
件名	レポート添削のお願い[2]（2年○×）[3]
添付ファイル	概論課題レポート（0123○×）[4]

基礎看護学　○○先生[5]

看護学部2年生の○×△美です。（学籍番号0123）[6]
基礎看護学概論[7]の課題レポートを作成しました。
つきましては、担当である○○先生にレポートのご指導をいただければと存じます。[8]
ワードのファイルを添付いたしましたので[9]、ご確認をお願いします。
考察で悩んでいる部分があるので、可能であれば、
直接お会いしてご指導いただきたいのですがいかがでしょうか。
以下に、私の希望の日時を挙げさせていただきますので[10]、ご覧ください。
6月26日(月)午前中、
6月28日(水)14時〜18時

いずれかの日程で1時間程度、お時間をいただければと存じます。
提出が迫っておりますので、7月初めまでにご指導をいただければ幸いです。

勝手なお願いではありますが、どうぞよろしくお願いいたします。
ご連絡をお待ちしております。
＊＊＊＊＊＊＊＊＊＊＊
○×大学医療保健学部看護学科　2年
○×　△美
marubatsu@×××.ac.jp [11]

* 1　ＣＣ，ＢＣＣは便利であるが、思わぬトラブルになることがるので、理解して使用すること。
* 2　無題は×。ひと目でわかるタイトルを。
* 3　タイトルに名前を入れると、相手が整理しやすい。
* 4　添付するファイルには氏名を入れると間違いがない。
* 5　宛名を最初に書く。
* 6　挨拶文は不要。はじめに名乗る。誰からのメールかわからないと読んでもらうことができません。
* 7　教員は多くの科目を担当しているので、科目名を示す。
* 8　用件ははっきりと！
* 9　添付ファイルがある場合は、その旨を本文で触れる。形式によっては開けないことがあるので、どのソフトで作成したものかを明らかにするとなお良い。
* 10　相手に日時を指定されて断るのは失礼なので、あつかましく見えても、希望を具体的に挙げる方が良い
* 11　署名を添える。

　メールも手紙と同様、こちらの要望を伝える場合があります。相手に不快な思いを抱かせないように自分の希望を伝えられるよう、工夫する必要があります。相手を思いやることと、適切に丁寧な表現を忘れずにメールを作成しましょう。手紙と大きく異なるのは、ボタン1つで瞬間的に相手のもとへ届いてしまうことです。送信してしまったら戻すことはできないので、送信前には十分に見直しをしましょう。

Study Skill 7

手紙を書く

病院・施設に宛てて書く手紙のマナー

　みなさんは日常生活で手紙を書くことがありますか。電話やメールなどのほかの方法に比べて、手紙は敷居の高いものに感じられるかもしれません。しかし、手紙は相手に物事を伝える方法としては、最もフォーマルで丁寧な方法だと言えます。手紙のメリットとしては、丁寧であり誠意が伝わること、後に残る（保管できる）ものであることが挙げられます。デメリットとしては、届くのに時間がかかるので、急ぎの用には不向きであることが挙げられます。

　看護学生が書く手紙には、患者さんへのお礼の手紙などのインフォーマルなもの、医療施設に対する見学のお願いなどのフォーマルなものが考えられます。フォーマルといっても、ビジネス手紙のような堅苦しいものである必要はありません。あまり書く機会はないかもしれませんが、最低限のマナーを守りつつ、学生らしい初々しさを感じさせるような、フォーマルな手紙の書き方を学びましょう。

ポイント

- ☐ 施設に宛てた手紙はマナーを踏まえて書く。
- ☐ 構成を意識した流れで話を進める。
- ☐ 簡潔に要点を示す。

1　施設に宛てた手紙のマナーとは何ですか

　施設に宛てた最低限の手紙のマナーとは何でしょう。第一に出し方です。葉書は簡便ですが、改まった文書には不適切です。手紙は封書で出します。色柄付きの封筒・便箋はかわいらしいですが、相手によっては好ましく思われません。無地・白のものがベターです。

　次に宛名書きです。縦書きまたは横書きで、住所は都道府県から書きます。相手の施設やお名前を間違えることは、大変な失礼に当たるので、漢字を含めて間違いのないようにします。「御中」は施設や部署につける「様」のようなもので

すが、担当者のお名前がわかっているときには、「御中」はつけずに、お名前に「様」をつけます。

　相手のお名前を大きく書いて、尊敬の念を表します。○○看護部長様、のように役職に「様」をつけるのは好ましくありません。役職、お名前、その後に「様」をつけます。

　みなさんも差出人のわからない手紙は開封したくないでしょう。開封してもらえるように、差出人は忘れずに裏面に記しましょう。

2 施設に宛てた手紙の構成とはどのようなものですか

　施設に宛てた手紙には、構成があります。挨拶、本文、結びが基本的な骨格となります。最低限のマナーをおさえて失礼のないように、学生らしさを出していく工夫をしてみましょう。次に示すのは、依頼などの目的がある場合に書く施設に宛てた手紙です。一般的な手紙では手書きが好ましく、タイトルをつけることはありませんが、施設に宛てる手紙ではパソコンで文書を作成しても構いません。

タイトル："病院見学のお願い""施設見学のお礼"など、一目でどのような趣旨の手紙かがわかるようなタイトルをつけます。タイトルはフォントをやや大きくし、中央に寄せます。

前文：時候の挨拶に続けて、相手の様子をお伺いします。ビジネス文書では「拝啓」「敬具」などを使いますが、省略することも可能です。使い慣れない言葉を使って間違えるよりは、時候の挨拶からはじめることも良いでしょう。時候の挨拶は、例文集やインターネットのサイトなどに載っています。月に合った挨拶を調べて、気に入ったもので季節に合ったものを使います。

　　相手の様子を伺うとは、「ますますご清祥のこととお喜び申し上げます。」などの言葉です。相手の健康や繁盛を推察して、喜ぶことで「お元気ですか」と同じような意味合いがあります。

主文：挨拶が済んだら、すぐに主題に入ります。「さて、」「ところで、」などの言葉で話題を切り替えます。施設見学のお願いでは、見学目的など相手が知りたいと考えていることを述べると良いでしょう。その際も、一文を短く簡潔に述べるようにします。希望がある場合は、遠慮をせずにはっきりと伝えま

しょう。

結び：お願いする立場であることを忘れずに、謙虚にお願いして文章を結びます。見学への期待などを述べると良いでしょう。

3 わかりやすい手紙はどのように書きますか

　遠慮した書き方をすると、何を言っているのかわからなくなりやすいです。曖昧な表現は、読み解いてもらう必要が生じてしまい、相手に余計な労力をかけてしまいます。そのような失礼がないように簡潔に要点を示しましょう。過剰な丁寧語や尊敬語がないか、確認しましょう。

　施設の方は、学生のあなたにとって学びが得られるように協力してくださいます。目的をはっきりと伝えて、ご厚意に報いるような見学や研修を心がけましょう。

〈依頼の手紙サンプル〉

　看護学生が手紙を書く一例として、病院に施設見学をお願いするという設定の手紙を以下に挙げます。依頼書の書式がある施設もありますが、今回は書式がなく、受け入れの許可と日程などの大枠は決まっていて、確認とお礼の意味で手紙を出すという設定です。

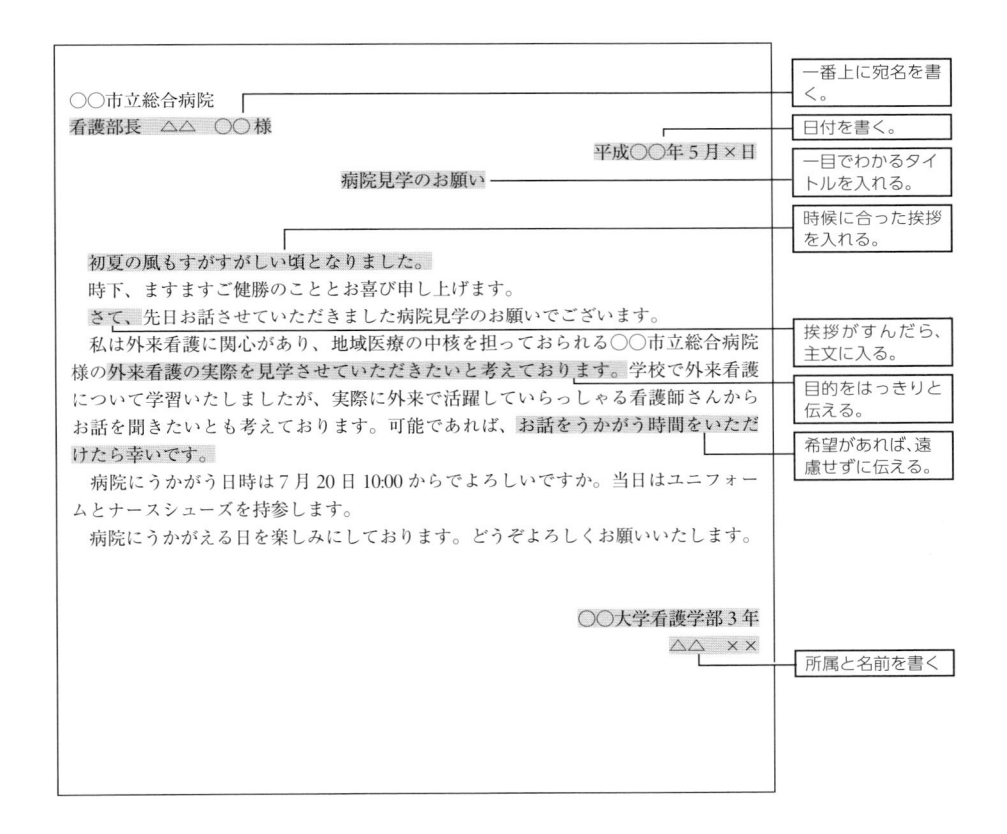

　○○市立総合病院　　　　　　　　　　　　　　　　　　　← 一番上に宛名を書く。
　看護部長　△△　○○様

　　　　　　　　　　　　　　　　　　　　平成○○年5月×日　← 日付を書く。

　　　　　　　　　　　病院見学のお願い　　　　　　　　　　← 一目でわかるタイトルを入れる。

　初夏の風もすがすがしい頃となりました。　　　　　　　　　← 時候に合った挨拶を入れる。
　時下、ますますご健勝のこととお喜び申し上げます。
　さて、先日お話させていただきました病院見学のお願いでございます。　← 挨拶がすんだら、主文に入る。
　私は外来看護に関心があり、地域医療の中核を担っておられる○○市立総合病院様の外来看護の実際を見学させていただきたいと考えております。学校で外来看護について学習いたしましたが、実際に外来で活躍していらっしゃる看護師さんからお話を聞きたいとも考えております。可能であれば、お話をうかがう時間をいただけたら幸いです。　← 目的をはっきりと伝える。／希望があれば、遠慮せずに伝える。
　病院にうかがう日時は7月20日10:00からでよろしいですか。当日はユニフォームとナースシューズを持参します。
　病院にうかがえる日を楽しみにしております。どうぞよろしくお願いいたします。

　　　　　　　　　　　　　　　　　　　　○○大学看護学部3年
　　　　　　　　　　　　　　　　　　　　　　　△△　××　　← 所属と名前を書く

手紙を書く

レポートを書く(1)：内容編

Study Skill 8

レポートに何を書くのか

　試験と並んで学生のみなさんを悩ませるものが、「レポート」ではないでしょうか。「レポートは作文や感想文とどこが違うの」「何をどう書いたらいいのかわからない」そんな声をよく聞きます。レポートは何を書くものなのかということやレポートの決まった型（構成）を知っておくと、ずいぶん書きやすくなります。この章でレポートの内容について考えていきましょう。

ポイント
- □　レポートには事実と意見を書く。
- □　レポートの構成を覚えておく。
- □　「剽窃・盗用」にならないように気をつける。

1　作文や感想文とレポートはどこが違いますか

　まずトレーニングシートの**課題1**を考えてみてください。
　Aは筆者の個人的な体験（従兄の結婚、離婚）や感情（悲しい）が中心になっています。一方**B**は、事実（学費が高い、授業や実習が多い）とそれに基づく自分の意見（学生結婚に反対）が書かれています。**A**はみなさんが高校までに書いた作文、あるいは感想文の文章、**B**はレポートの文章です。

　作文・感想文：自分の経験や感情を主観的に書いた文章
　レポート　　：事実とそれに基づいて自分はどう考えたのかという意見を、客観的・論理的に書いた文章

❶　**レポートには感情・感想は書かない**
　　×スピーチについてクラスメート40名に「大変良い－良い－悪い」の3段階で評価してもらったところ、沢山の人が「大変良い」と評価してくれて~~うれしかった~~。
　　→「うれしかった」は感情なので書きません。

❷ レポートには事実と意見を書く

事実：自分が行った実験、調査の結果やすでに発表されている事実、統計、理論などで、読み手が「それが正しいかどうか（真偽）」を客観的に確認できるもの。読んだ人が真偽を確認できるように書くことがポイント。

×スピーチの構成についてクラスメート 40 名に「大変良い－良い－悪い」の 3 段階で評価してもらったところ、~~沢山の人が~~「大変良い」と評価してくれた。

→「沢山の人」が 40 人中何人を指すのかは人によって異なります。客観的とは言えず事実として不十分です。「35 名の人が」のように具体的数字を書きます。

×日本の男性看護師の割合は、2016 年時点で看護師全体の 7.3%である。

→読んだ人がこの数字が正しいかどうかを確認したくても、情報源が書かれていないので確認できません。「7.3%である（厚生労働省，2017）。」のように、このデータの出所（情報源）を記し、本文末の「参考文献」に書きます（詳しくは ❹ を参照のこと）。

意見：事実から自分はどう考えるかを述べたもの。事実に基づいて論理的に考えれば誰もがその意見に至るものであることがポイント。

×スピーチの構成についてクラスメート 40 名に「大変良い－良い－悪い」の 3 段階で評価してもらったところ、35 名の人が「大変良い」と評価してくれた。このことから、~~自分はスピーチが上手だと思われる~~。

→「スピーチの構成の評価が高い（事実）＝スピーチが上手（意見）」とは限りません。事実と意見がかみ合っていないため、読み手は納得しないでしょう。「今回の構成には概ね問題がなかったと思われる」のように、事実と論理的につながる意見を書きます。**課題 2** で考えてみましょう。

2 レポートにはどのような種類がありますか

レポートにはいくつかの種類がありますが、みなさんが看護学習の中で書くことが多いのは、次のようなレポートではないでしょうか。これらは「報告型レポート」といって、あるテーマについて自分で実験・調査・実習を行い、その結果（事実）とそこから考えたこと（意見）を報告するレポートです。

実験レポートの例：グリシンのPH滴定曲線の作成と等電点の決定について
　　　　　　　　　　実験し結果を述べよ
　　調査レポートの例：看護学生の職業意識について調べよ
　　実習レポートの例：看護実習から考えたことを述べよ

3　レポートはどのような構成で書きますか

　レポートの構成は、種類によって大体決まっています。下に調査レポートの代表的な構成を示します。これを参考に**課題3〜6**を考えてみてください。

　【目的】どうして（**背景**）：なぜそれが問題なのか、どうしてその問題を取り上げるのか
　　　　　何を（**目的**）：何を明らかにするのか
　【方法】誰に（**対象**）：誰について調査するのか
　　　　　どの方法で（**調査法**）：どの方法で調査するのか
　　　　　何を（**調査内容**）：何を調査するのか
　　　　　いつ（**期間**）：いつからいつまで調査するのか
　　　　　どのような手順で（**手順**）：具体的にどのような段取りで調査するのか
　【結果】どうなった（**事実**）：どのような結果が得られたのか
　【考察】どう考えた（**意見**）：結果からどう考えたのか
　【参考文献】情報源を示す

4　レポートでしてはいけないことは何ですか

　レポートで最もしてはいけないのが、他人の文章を写すことです。先輩や友達のレポート、あるいは本やインターネットの文章をそのまま使う行為（コピペなど）は、「剽窃・盗用」と呼ばれます。これは、他人の考えや言葉をあたかも自分の考えや言葉であるかのように偽る行為であり、多くの学校が単位取り消しなどの厳しい姿勢で臨むことを表明しています。それでは、本やインターネットに発表された文章やデータをレポートの中で紹介することもだめなのでしょうか。いいえ、それが「自分のもの」でなく「他人のもの」であることを明示すれば大丈夫です。代表的な方法と例を示します。

- 森岡恭彦が書いた本『インフォームド・コンセント』の 98 ページの文章を引用する場合

> ①
> 森岡は、「近年、わが国でもインフォームド・コンセントの尊重が強調されるようになり、新薬の治験においてもこれに則った同意文書が被験者よりとられるようになってきた」と述べている（森岡，2001，p.98）。
> ①　　　　　　　　　　　　　　　　　　　　　②　　③
> 〈参考文献〉
> 森岡恭彦：インフォームド・コンセント　NHKブックス，2001．

① 文章を正確に抜き出し，前後に引用記号（「　」）をつける。
② 著者名、出版年、ページを入れる。
③ 本文の末尾に参考文献リストをつけ、出典（＝情報源）を明記する。

参考文献の書き方の代表的な例を挙げます。
- **単行本の場合**：著者名：書名，発行所，西暦発行年．
　　　　　　　著者名：表題名，編者名，書名，発行所，頁，西暦発行年．

> 武井麻子：精神看護学ノート，医学書院，1998．
> 筒井順子：心身医療，鈴木伸一編著，医療心理学の新展開，北大路書房，148-157，2008．

- **雑誌掲載論文の場合**：著者名（3名まで表記し，それ以外は「他」）：表題名，雑誌名，巻（号），頁，西暦発行年．

> 樫村香利，松波由加，平川悦子他：入院診療計画書は患者にどのように理解されているか―軽症脳卒中患者のアンケート調査から―，Quality Nursing，6(10)，879-884，2000．

- **インターネットの場合**：著者名（ページ運営者名）：表題名，書かれた（発表された）西暦年，アクセス年月日，URL．

> 厚生労働省：平成 28 年衛生行政報告例（就業医療関係者）概況，2016 年，2017 年 11 月 10 日アクセス，
> http://www.mhlw.go.jp/toukei/saikin/hw/eisei/16/dl/gaikyo.pdf

Study Skill 9

レポートを書く⑵：表現編
レポートをどう書くのか

　8章「レポートを書く⑴」では内容について考えましたが、書き方（表現）も大切です。みなさんがどんなに重要な内容を書いたとしても、表現が正しくなかったり回りくどかったり、見にくかったりしたら、読み手に正確に伝わらないかもしれません。また悪くすると、相手が読む気をなくして読んでもらえなくなるかもしれません。あなたの持っている情報や意見（内容）は、相手に伝わってはじめて価値あるものになります。この章では、レポートを中心に実習報告書や将来みなさんが書く看護記録、看護日誌など、人に読ませる文章の表現について考えます。

ポイント
- ☐ 正しく書く。文体・語彙・表記・文法に気をつける。
- ☐ 簡潔に書く。まわりくどい表現を避け、句点や読点を使って文を区切る。
- ☐ 見やすく書く。段落を作り、図表でも表現する。

1　正しく書くときに気をつけることは何ですか

❶ 文体：「だ／である」体に統一する
　　×現在首都圏では電力不足が生じていますが、それは3つの点で問題だ。
　　○現在首都圏では電力不足が生じているが、それは3つの点で問題だ。
　→1つの文章は、一貫して1つの文体（「だ／である」体、もしくは「です／ます」体）で書きます。通常レポートや論文は、「だ／である」体を使います。2つの文体が混在しないように気をつけましょう。

❷ 語彙：話し言葉を混ぜない
　　×いろんな先行研究を調べたけど、全然見つからなかった。
　　○さまざまな先行研究を調べたが、全く見つからなかった。

→前の例文は話し言葉、後の例文は書き言葉です。話し言葉は生き生きとその場の状況や感情を伝えることができますが、レポートなどの文章で使うと幼い印象に見えてしまうことがあります。トレーニングシートの**課題1**を考えてみてください。

表1　レポートによく見られる話し言葉

話し言葉	書き言葉	話し言葉	書き言葉	話し言葉	書き言葉
あんまり	あまり	すごく	大変・非常に	どんな	どのような
たぶん	おそらく	でも／だけど	しかし	だから	したがって
やっぱり	やはり	だんだん	徐々に	(介助)とか	(介助)など

❸ 表記

1　仮名遣い

　　仮名遣いで間違えやすいのは、「じ／ぢ」「ず／づ」「は／わ」「お／を」のように、同じ音で異なる文字の使い分けです。

　　〔×声が小さくて聞き<u>ず</u>らい。
　　〔○声が小さくて聞き<u>づ</u>らい。
　　〔×洗濯をしたら服がち<u>じ</u>んでしまった。
　　〔○洗濯をしたら服がち<u>ぢ</u>んでしまった。
　　〔×こんにち<u>わ</u>　　　〔×手順の<u>とう</u>りに実験を行った。
　　〔○こんにち<u>は</u>　　　〔○手順の<u>とお</u>りに実験を行った。

　→[zu] [ji] の音は、原則的には「ず」「じ」と書きますが、次の2つの場合に限って「づ」「ぢ」を使います。1つは「聞きづらい」のように、もともと「聞く」＋「つらい」の2語でできた言葉の場合。もう1つは、「つづく」「ちぢむ」のように、「つつ」「ちち」と同じ音が続く言葉の場合です。トレーニングシートの**課題2**を考えてみてください。

2　漢字

　　医療の用語には難しい漢字が多く使われていますね。それらを覚えるのは大変だと思います。しかし、医療の用語ではない日常的な漢字の中にも、間違えやすい漢字があります。医療の漢字を正しく書くことはもちろん大事ですが、それ以外の漢字も正確に書くようにしましょう。トレーニ

ングシートの**課題3〜5**を考えてみてください。

表2　間違えやすい漢字の例

書き間違えやすい漢字	異*和感（違和感）	価値感*（価値観）	看護士*（看護師）	講議*（講義）
	縮少*（縮小）	絶体*（絶対）に	仕*末（始末）	例*え（たとえ）失敗しても
	始*めて（初めて）	服*作用（副作用）	回*り（周り）の人	専問*（専門）学校
読み間違えやすい漢字	意図的（いと）	婉曲（えんきょく）	推す（お）	口調（くちょう）
	嫌悪（けんお）	遮る（さえぎ）	疾病（しっぺい）	素人（しろうと）
	相殺する（そうさい）	反らす（そ）	拙い（つたな）	式に臨む（のぞ）
同音・同訓異義語	意思／意志	解放／開放	共同／協同／協働	好意／厚意
	趣旨／主旨	体制／体勢／態勢	特長／特徴	合う／会う／遭う／逢う
	上げる／挙げる	暑い／熱い／厚い	意外／以外	抑える／押さえる
	変える／換える／替える／代える	触る／障る	進める／勧める／薦める	計る／測る／量る

❹ 文法

1　ねじれ文

×実習に行って感じたことは、患者さんはいろいろな背景をかかえて生きている。

○実習に行って感じたことは、患者さんがいろいろな背景をかかえて生きているということだ。／実習に行って、患者さんはいろいろな背景をかかえて生きているということを感じた。

→「ねじれ文」とは、文の出だしと終わりが一致しない文のことです。ねじれ文があると、読み手が混乱したり、文章の質が低い印象を与えたりしてしまうので、注意しましょう。

2　修飾語

△3年前から通院している鈴木さんのお嬢さんが入院した。

○鈴木さんは3年前から通院しているが、そのお嬢さんが入院した。／鈴木さんのお嬢さんは3年前から通院しているが、その方が入院した。

→上の例は誤りではありませんが、「3年前から通院している」のが「鈴木さん」なのか「鈴木さんのお嬢さん」なのか、はっきりしません。正確な情報伝達にするために、構造を変えることも必要です。

トレーニングシートの**課題6**を考えてみてください。

2 簡潔に書くとはどういうことですか

❶ 読点「、」と句点「。」

×今日の実習では患者さんと会話をする機会があったが、初めての経験だったため初めはとても緊張していたが、患者さんがそれを察して話しかけてくださったので、最後には自然に話せるようになった。

○今日の実習では、患者さんと会話をする機会があった。初めての経験だったため、初めはとても緊張していた。しかし、患者さんがそれを察して話しかけてくださったので、最後には自然に話せるようになった。

→上の文は、句読点を除いても88文字あります。これでは長すぎて、意味をつかみにくくなります。相手が読みやすいように、読点「、」や句点「。」で文章を区切りましょう。

×玄関ではきものを脱いでください。

○玄関で、はきもの（履物）を脱いでください。／玄関では、きもの（着物）を脱いでください。

→漢字であれば問題ないですが、仮名の場合両方の意味に取れます。このように文の意味が曖昧になる恐れがあるときには、読点を入れましょう。

❷ 冗長な文

△看護師と患者の会話を分析し、項目ごとに分類した。<u>項目ごとの分類を見たところ</u>、看護師の会話には、共感が多いことが明らかになった。

○看護師と患者の会話を分析し、項目ごとに分類した。<u>その結果</u>、看護師の会話には、共感が多いことが明らかになった。

→繰り返しや不要な部分が多い文章は、冗長な印象を与えます。すっきりした文章にしましょう。

3 どうすれば見やすく書けますか

　トレーニングシートの**課題7**を考えてみてください。

　レポート**A**とレポート**B**には同じ内容が書かれていますが、ずいぶん見やすさが違いますね。まず、レポート**B**には、「1　目的」「2　方法」のように、「見出し」がついています。見出しがあると、その部分に何が書かれているのかすぐにわかります。次に、段落の始まりが1字分空いています。レポート**A**にはこれがないため、段落の区切りが見つけにくくなっています。また、レポート**B**では結果を表で表しているため、一目で情報を理解することができます。表やグラフでは、それが何を表しているのかを示すタイトル（表は「表1　○○」、グラフは「図1　○○」）を忘れずにつけましょう。最後に、レポート**A**は余白や行間が狭いため、文字がぎっしり詰まっている印象を与えます。このような文章だと、読む気持ちがなくなってしまうことがあります。

4 レポートを書き終わったら

　レポートなどの文章を書き終わったら、提出前に必ず見直しましょう。**課題8**のようなチェック表でチェックすると、見落としを防げます。

●ソーシャルスキルの学び方

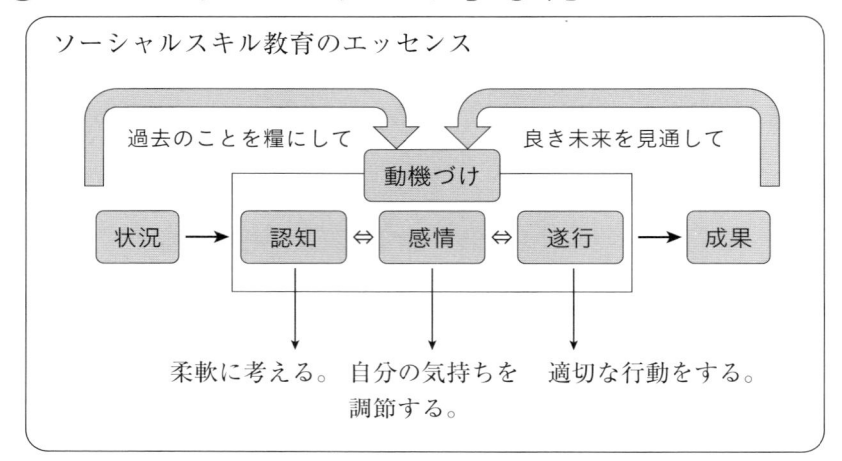

```
ソーシャルスキル教育のエッセンス

       過去のことを糧にして      良き未来を見通して
                    ┌─動機づけ─┐
    状況 → 認知 ⇔ 感情 ⇔ 遂行 → 成果
            ↓        ↓           ↓
         柔軟に考える。 自分の気持ちを  適切な行動をする。
                    調節する。
```

　私たちの心は、心理学では、「考えること（認知）」「感じること（感情）」そして、「行動すること（遂行）」の3つに分けて考えることが少なくありません。さらに加えるとすると、「やる気（動機づけ）」でしょうか（上図参照）。

　いくら正しい日本語表現を学んでも、状況に応じた表現をしなければうまくいきません。それには、言葉以外の表現も大切です。例えば、目上の人に敬語を使う場合には、本当に心から敬意を感じていることを表すことが大切です。私たちのコミュニケーションは7割が言葉以外のしぐさや表情、声のトーンなどノンバーバルな行動によると言われています。つまり、いくら適切に言葉を選んでも、気持ちが入っていないと相手にうまく伝わらないものなのです。また、最終的に適切な行動をするには、状況に応じて対応できるように行動レパートリーを日頃から広げ、ベストな行動を選ぶ判断力が求められます。さらには、こうした「考える、感じる、行動する」という一連のプロセスがスムーズに機能するためには過去の経験を生かし、未来を望ましいものにしようというやる気（動機づけ）が必要です。

　この本では、こうした人間の心のメカニズムを考えた上で、看護の仕事で必要なソーシャルスキルを学びます。すなわち、上の図にあるように、考え方を柔軟にし、気持ちを調節する力を養い、状況にふさわしい行動ができるようになるプログラムを紹介します。

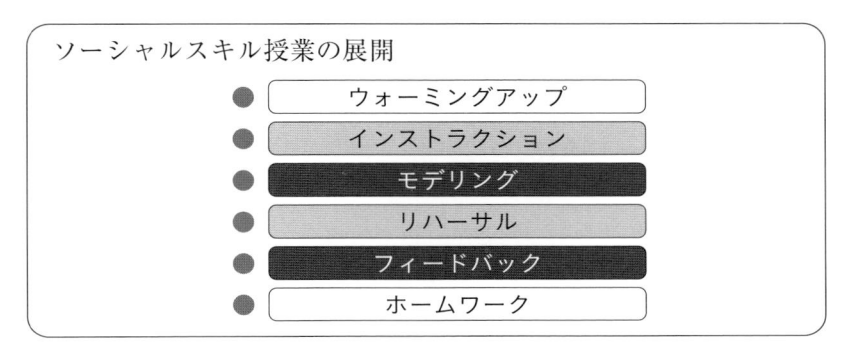

```
┌─────────────────────────────────┐
│ ソーシャルスキル授業の展開        │
│      ●  ┌──────────────┐        │
│         │ ウォーミングアップ │        │
│      ●  ├──────────────┤        │
│         │ インストラクション │        │
│      ●  ├──────────────┤        │
│         │  モデリング    │        │
│      ●  ├──────────────┤        │
│         │  リハーサル    │        │
│      ●  ├──────────────┤        │
│         │ フィードバック  │        │
│      ●  ├──────────────┤        │
│         │  ホームワーク   │        │
│         └──────────────┘        │
└─────────────────────────────────┘
```

それでは、こうしたソーシャルスキルの力を育てるにはどうすれば良いのでしょう。

ソーシャルスキル授業に必要なステップは上の図に示されています。

私たちが、社会人としてうまくやっていけるのは、生まれてからこれまでに、さまざまなチャンネルを通して、ソーシャルスキル（社会性）を学んでこられたからです。簡単にまとめると、下記のチャンネルを通して学んできています。

☆**インストラクション**：周囲の人から、言葉で教えられています。特に、親から日々いろいろなことを言葉で学んでいます。

例：「こういうときは、相手を傷つけないように○○に配慮しなさいね。」

☆**モデリング**：私たちは直接教わらなくても、他人の行動を観察することから多くを学んでいます。人の振りみてわが振り直せ、ということです。

例：テレビで思いやり行動を見て学ぶ。

☆**リハーサル**：頭でイメージしたことを実際に行動を通して練習し、自分の行動レパートリーに加えます。日々生活の中で知らず知らずにリハーサルしています。

☆**フィードバック**：適切なことを学ぶためには、リハーサルだけでなく他人からの適切なアドバイスが必要です。良いコーチがいると伸びが違います。

☆**ホームワーク**：練習したことを、他の場面でまた他の時間にチャレンジすることが大切です。

ソーシャルスキル編の各章は、上のインストラクション、モデリング、リハーサル、フィードバック、ホームワークから構成されています。リハーサル前の**ウォーミングアップ**には、友達とペアやグループで活動するに当たって緊張をほぐすことができる簡単なゲームや深呼吸などをすると良いでしょう。

Social Skill 1　挨拶をする、自己紹介をする

さわやかな印象を

インストラクション

　どこの国でも、言葉それ自体は違っても、「おはようございます」「こんにちは」「失礼します」などの挨拶をします。生活のリズムの中で、互いに顔を合わす際に、挨拶をすることは、特別な話をしなくても心を通い合わせる第一歩となり、親近感を高めます。また、互いの〝存在〟に敬意をはらうことにもつながります。

　さらに、初めて会った方に、自己紹介をすることは、相手との関係性を築くために重要です。親しい対人関係を築くためには、互いに自分のことをオープンにして、少しずつ理解を深める必要があるからです。

　看護の職場は、日々多くの患者さんや付き添いの方と知り合う機会も多いものです。状況もさまざまで、初めての方、顔なじみになった方々、退院される方など多様な状況があります。そんなとき、きちんとしたさわやかな挨拶や自己紹介をすることは、患者さんにとって、またその付き添いの方々にとっても、安心感や信頼感を与えることにつながるでしょう。

　ここでは、「挨拶をする、自己紹介をする」というソーシャルスキルのポイントをおさえておきましょう。

ポイント

＊挨拶をするための2つのポイント

　挨拶は、そのときの時間帯や相手との関係で、ふさわしい挨拶を選んでしましょう。

☐　**時間にふさわしい挨拶：**　例：おはよう。こんにちは。こんばんは。おやすみなさい。

☐　**相手が目上の人かどうかを考える：**　例：おはようございます。ご無沙汰しています。お久しぶりです。お世話になっています。

* **自己紹介をするための 4 つのポイント**

　自己紹介をするときには、次の内容項目を入れるといいですね。
- □　**名前**：これから関係を築いていくために、まずお互いの名前を覚えることが必要です。自分の名前を正確に伝えましょう。
- □　**自分の特徴**：自分がどんな人間なのかをアピールすると、互いの共通性や違いがわかり、親近感が増します。
- □　**会話のタネになること**：その場で少し話ができるような短めのエピソードを話してみます。少し会話をすることで、お互いのことがよりわかるようになり、次にまた会うときのきっかけにもなります。
- □　**結びの挨拶**：「よろしく」「また、ゆっくりとお会いできるといいですね」など、結びのメッセージがあると気持ち良く会話をしめくくることができます。

☆ **話し方のポイント**

　こうした内容を入れるとともに、言葉以外のノンバーバルな配慮が大切です。せっかく自己紹介しているのに、小さな声では相手に名前や話した内容が伝わりません。言葉だけでなく、①声の大きさ、②表情、③姿勢、④距離、⑤アイコンタクト、⑥身振り手振り、にも注意を向けられると良いですね。挨拶は、相手が目上の方の場合や初対面のときには、会釈したり、姿勢良くお辞儀をするということも大切です。

モデリング

　それでは、次のモデルを見て、ポイントについての理解を深めましょう。上のポイントがすべて含まれているのは良いモデル、いくつか欠けているのが悪いモデルです。モデルをよく観察して、どのようなところが大事かみんなで考えてみましょう。

モデル 1：　モデル役は、相手が患者さんだとイメージして、気持ちを入れてやってみましょう。

　　　　　　○良いモデル：「おはようございます。私の名前は、○○です。今週は、火曜日と水曜日の夜が担当です。ナースステーションのところにいつもいます。この病院にはもう 10 年以上勤務しているんです

　　　　　　　　よ。何かあったらこのボタンを押して呼んでくださいね。」
　　　　　△悪いモデル：「私の名前は○○です。よろしく。」
モデル2：研修での自己紹介を想定してみましょう。
　　　　　○良いモデル：「こんにちは。○○大学の看護学部の○○です。おっ
　　　　　　　　とりしているところがありますが、気を引き締めてみなさんと頑
　　　　　　　　張りたいと思います。どうぞよろしくお願いいたします。」
　　　　　△悪いモデル：「○○大学の○○です。よろしく。」
　言葉だけでなく、①声の大きさ、②表情、③姿勢、④距離、⑤アイコンタクト、⑥身振り手振り、にも注意を向けられるといいですね。

リハーサル

　それでは、少し練習してみましょう。
　これから「挨拶」と「自己紹介」の練習をします。その前に、「どんな内容で自己紹介をするか」を考えてみましょう。

1　挨拶のリハーサル

　ゲーム感覚でやってみましょう。10人前後でグループになって、円陣をつくります。ボールをイメージして、最初の人から誰にでも良いので、例えば、「おはようございます、○○さん」とボールを○○さんに投げる動作をします。声をかけられた○○さんは、「ありがとう、△△さん」とお礼を言って、今度は自分からほかの誰かに「おやすみなさい、□□さん」というように投げる真似（まね）をします。そうやっていろいろな挨拶を考えて、口に出すリハーサルをします。同じ挨拶が連続して重なってしまったら「終わり」とします。
　いろいろな挨拶の種類があること、イメージしたボールをキャッチすることで、タイミングの大切さや相互的な関係性ができてくることに気がつくことができます。

2　自己紹介のリハーサル

　それでは、今度は実際に少し話の内容を準備して、ペアを組んで自己紹介し合いましょう。できたら、ペア同士4名になって、他己紹介をしても良いです。相

手が用いた話のタネを少しふくらませると良いですね。
(1) 挨拶

時刻や天候に合わせた挨拶ができると良いですね。例えば、午前中の場合は「おはようございます」、午後の場合は「こんにちは」と挨拶しましょう。

(2) 名前

間違わないよう、あるいは、忘れないようにするためのコツを伝えても良いですね。

例:「アキラは、明るいという字を使っています。」

(3) 自分の特徴（どれか1つを自己紹介に入れてみましょう。）

「好きなもの/嫌いなもの」

「得意なこと/苦手なこと」など。

(4) 会話のタネになること（どれか1つを自己紹介に入れましょう。）

例:「この前は、○○科にいたんですよ。」

「今日は、朝洗濯をしようと思っていたのですが、雨が降ってきて残念でした。」

「よく○○に間違われます。」

(5) 結びの挨拶

例:「よろしくお願いします。」「いろいろ教えてください。」

「これからも仲良くしてください。」「お会いして楽しかった。」

フィードバック

他のメンバーからもらった、良い点についてのコメントや、こうすればもっと良くなるという点を「フィードバックシート」に書いてみましょう。　▷P23

チャレンジ

実際の場面で使えるように、次回までに習ったことを生かして、意識して挨拶や自己紹介にチャレンジしてみましょう。　▷P24

Social Skill 2

話すスキルと聴くスキル

互いにつながるために

🔖 インストラクション

　話すこと、聴くことは、誰もが毎日のように行っていることです。しかし、意外と簡単なようで難しいものです。おそらく、自分のことを話し上手だとか聞き上手だと思えている人は意外と少ないのではないでしょうか。むしろ、うまく気持ちを伝えられない、相手のことが理解できなかったという体験をした方が少なくないと思います。つい意識せずに話したり聞いたりすることの中で、誤解が生じたり、会話が噛み合わなかったりします。相手との気まずい関係は、何か大きなトラブルが引き金で起きるよりも、普段のやりとりの中の、ちょっとしたコミュニケーションのかけ違いで引き起こされていることが多いものです。

　看護の場面では、同僚同士だけではなく医師、患者さん、患者さんをお見舞いにきた方々、事務の方、福祉関係の方など、さまざまな方々とコミュニケーションをとる機会があります。特に、患者さんは身体的にも精神的にも健康な状態でないことから、健康な方々よりもさらに配慮しないと誤解を招いたりします。

　異なる職種間も連携をとる際に誤解しやすいことが多く、相手に理解してもらえるよう伝える意識や、相手の話を傾聴する姿勢が必要になります。相手を傷つけることなく、また自分が一方的に気持ちを溜め込まずに、すてきなコミュニケーションを重ねることが、日々の生活で一番大切なことです。そして、伝え合うためには、その基盤である「話すスキル」と「聴くスキル」を学ぶことが大切になります。

　ここでは、これらのソーシャルスキルのポイントをおさえておきましょう。

話すスキル

👉 ポイント

　「話すスキル」は、「言葉にする」ことと、それを「どのように伝えるか」の大

きく2つに分けられます。

「言葉にする」では、自分の考えや気持ちを大事にして言葉を選ぶことの大切さを学びます。何を考えているのか、どのような気持ちを伝えたいのか、を考えた上で、適切な言葉を選ぶことが求められます。

「どのように伝えるか」は、言葉以外のことが非常に大切です。言葉よりもパワーがあると言われています。その証拠に、苦手だと思う相手とは、相手に「苦手だ」と言葉で言わなくても、自然と疎遠になり親しくならないものです。具体的には、①声の大きさ、②表情、③姿勢、④距離、⑤アイコンタクト、⑥身振り手振りなどが挙げられます。

- **言葉にする**……………①考えを話し、②気持ちを述べ、③言葉を選ぶ
- **どのように伝えるか**…①声の大きさ、②表情、③姿勢、④距離、⑤アイコンタクト、⑥身振り手振り

モデリング

それでは、次のモデルを見て、ポイントについての理解を深めましょう。

同じ言葉でも伝え方の違いで印象が変わることを体験することがねらいです。下記の課題のそれぞれについて、○良いモデルと△悪いモデルを続けて見て、イントネーションや言い方で印象が異なることに気づき、具体的な違いを考えます。

モデル1:「お見舞い、毎日大変ですね。」
　　　　○良いモデル:心から相手が大変な状況であることをイメージして、思いやって話しかける。
　　　　△悪いモデル:イヤミな感じで、なんでそんなことやっているのという気持ちで話しかける。

モデル2:「ここに食器を返しておいてもらえます?」
　　　　○良いモデル:丁寧に依頼する。
　　　　△悪いモデル:無礼に依頼する。

モデルごとに、良い悪いという違いがどのような点から区別できるのか、話し合ってみましょう。本音が非言語的な行動に出やすいことや、無意識に相手を傷つけ、失礼な態度をとってしまうリスクに気づけると良いですね。

リハーサル

リハーサル1

それでは、「話すスキル」について練習してみましょう。

準備物：

　気持ちカード（3センチ×4センチ）をグループで準備します。4、5人のグループごとに、気持ち（うれしい、悲しい、ワクワクした、幸せな…）を20個ぐらい言い合って作成します。いろいろなバリエーションを考えてみましょう。グループ全体の気持ちカードを1つの箱に入れます。箱は、前の中央のテーブルに置いておきます。

やり方：

① 各グループで、メンバーを1番手から最後まで順番をつけます。
② グループ対抗戦とします。全グループの1番の人から、先ほどの箱の中のカードを1枚引いていきます。選んだカードに書かれている気持ち言葉を見てカードはもとに返します。グループに戻って、グループのメンバーにカードに書かれた言葉を使わずに、エピソードを話して、グループのみんなにその気持ち言葉を当ててもらいます。例えば、下のような話し方をします。

　例：（気持ちカードに「うれしい」という気持ちが書かれていた場合、）「この気持ちになるのは、あまり話さなかった患者さんがニコニコおしゃべりしてくれたときに感じます」とか、「友達から感謝の気持ちを思いがけなく聞いたときに、この気持ちを感じます」といったように伝えます。

③ 1番手の気持ちを当てられたら、2番手が前の箱に行って、カードを1枚引き、グループに戻って同じようにエピソードを話して当ててもらいます。早く、すべてのメンバーが終わったところが勝ちです。

　ゲームを通して、気がついたことをグループ、クラスでシェアしましょう。気持ちにはいろいろあること、それをうまく伝えるにはどうしたら良いか、当ててもらったときの共感の心地良さを体験しましょう。

リハーサル2

　同じカードを利用して、今度はその気持ちカードに書かれた気持ちを、言葉を使わずに、その感情を身振り手振りだけを使って表現してみます。上と同じよう

な形で実施します。

　リハーサル1と2を通しての感想を伝え合います。
　気持ちの言葉をボキャブラリーとして沢山持つことも大切ですが、言葉以外のメッセージも大切なことに気づきます。

....

聴くスキル

👉 ポイント

　今度は、「聴くスキル」を練習してみましょう。自分が話をしたいからといって一方的に話し続けていたらどうでしょう？　また、話をしているのに、相手が聞いてくれないときはどんな気持ちになるでしょう？　「話す」のと同様に、「聴く」ことは大切なことですね。

- 「聞く」（耳で音や声を感じ取ること）、「訊く」（尋ねること）、「聴く」（耳を傾け注意して聞くこと）を使い分ける。
- 聴くスキルとして、①あいづち（話し手が聴き手に与える合図）、②うなずき、③視線、④身体を向ける、⑤最後まで話を聴く、といった非言語的行動をチェックする。

モデリング

　それでは、聴くモデルを2つ見ます。モデルの聴き方に着目して、気づいたことを書いてみます。
モデル：AとBの会話を、それぞれ設定された行動とともにやってみる。
　　　　△悪いモデル：相手に身体を向けず、何かをしながら聞く。
　　　　　A「昨日部活でおもしろいことがあったんだけど…。」
　　　　　B（相手を見ないで）「ふーん…。」
　　　　　A「あのね、昨日の6時頃に。ねえ、聞いてる？」
　　　　　B「あ、なんだっけ？」
　　　　○良いモデル：Bは、相手の方に身体を向け、目を合わせながら、あい

づちを打ちながらうなずき、最後まで話を聴くといった行動をする。
　　A「昨日部活でおもしろいことがあったんだけど…。」
　　B「へえ、どんなこと？」
　　A「それがね、昨日6時ごろに、部活に行ったらね…。」
　　B「うん。何があったの？」

　良いモデルや悪いモデルを見て気づいたことをシェアします。具体的に、聴くスキルのポイントをおさえた上で、行動上何が難しいかを考えます。

リハーサル

リハーサル1

　それでは「聴くスキル」について練習してみましょう。あえて悪いモデルを設定してやってみましょう。

　とても欲しかったペットを飼うことができたときのことについて、話してみましょう。ペアを組んで、聴き役の人は、相手の方に身体を向けて相手の目を見るようにして聴きましょう。ただし、そのとき、徹底的にあいづちを打たず（あごを動かさないで）聴いてみましょう。できたら、交代してみましょう。
　互いに交代したら、改めてあいづちが重要かどうか、意見を交換してみましょう。

リハーサル2

　同じ話を今度は、あいづちを入れて、学んだポイントをすべて念頭においてやってみましょう。

フィードバック

　話すスキルと聴くスキルについて、「フィードバックシート」に記入しましょう。

▷ P25

チャレンジ

　授業内での学びを、生活の場で試してみましょう。うまくできなかったところなどがあれば次回またみんなで考えてみましょう。

▷P26

Social Skill 3

上手に断る
相手を傷つけないように

インストラクション

　頼まれたときに、なんでも快く引き受けられるのであれば、上手に断るスキルは必要ありません。ところが、ときには、やはり断らなければならないときがあるのです。例えば、借金の肩代わり、保証人になってください、犯罪への誘いなど。看護の場面では、同僚や患者さんから、「担当を今日代わってくれる」「明日も、○○さんに看護してもらえませんか」など、親しくなったがために断りづらい場面も出てくるかもしれません。もちろんできることであれば問題はありませんが、自分にその時間がない場合、それをする能力がない場合、興味がない場合に、安易に引き受けてしまったらどうでしょう。

　かえって、相手の期待に応えられず、長い目で見れば大きな迷惑をかけてしまうことになるかもしれません。ですから、断らなければならないと判断することはときに必要なことなのです。

　ただし、断り方が大切です。相手を傷つけるようなものの言い方や態度は望ましくありません。といって、曖昧にもたもたしていると、結局引き受けてしまい、大きなストレスを抱えてしまうことになります。長い目で見ると、頼んできた人のことを恨んだりと、思わぬ方向に怒りやストレスが向きがちです。そこで、ここでは相手を傷つけず、自分の意思を伝えられるソーシャルスキルを学びます。

　ここでは、「上手に断る」、というソーシャルスキルのポイントをおさえておきましょう。

ポイント

＊上手に断るための5つのポイント

　今まで学んできたように、言葉と言葉以外のどちらもが大切なことはここでも同じです。

□　**相手の気持ちへの理解を示す**：「それはお困りだと思います」とか、相手の

状況を理解する気持ちを示しましょう。
- **理由を伝える**：理由があればそれをしっかりと伝えましょう。頼んだ側は、なぜだめなんだろうと思うことが少なくありません。
- **できないことへの謝罪**：特に、自分から悪いことをしたわけではないですが、相手の依頼に役立たない、期待に添えないということに対しての謝罪です。「申し訳ない」「ごめんね」といった簡単な断りで良いと思います。
- **断る表現**：できないとか、断ることについて、やはりしっかり伝えましょう。この言葉がないと、相手はかえって期待してしまい、結局断ることで落胆を大きくすることがあります。
- **代案を立てる**：「今回は役に立てないけど、次回は」とか、違った形で協力できることなど、代案を考えて伝えることで相手の依頼を真剣に受け止めていることが伝わります。

☆言葉以外のポイント

言葉以外のノンバーバルな配慮も大切です。

断っているのに、明るい声だったり、ふんぞりかえって話したりするのは、誠実さの欠いた印象を与えます。気持ちを込めて話すことは、言葉、表情、姿勢などについても、誠実な印象を本来は与えるはずです。

モデリング

それでは、次のモデルを見て、ポイントについての理解を深めましょう。

モデル１： Bは、ちょっとそっけないために、相手を傷つけてしまう。

　　　　△悪いモデル：

　　　　　　A「おはよう。あのね、今日私が○○の当番なんだけど、急に家に用事ができて早く帰らないといけなくなったの。悪いけど、代わってもらえない。」
　　　　　　B「えー、無理。」
　　　　　　A「…。」

どうでしょう？　なんだか、Aさんはちょっと傷つきそうです。あるいは、むっとするかもしれません。もう少し上手に断ることができないでしょうか？

モデル2：Bは、きちんと断れず、引き受けてしまう。
　　　　△悪いモデル：
　　　　　A「おはよう。あのね、今日私が○○の当番なんだけど、急に用事ができて早く帰らないといけなくなったの。悪いけど代わってもらえない。」
　　　　　B「えー、困ったね、それは。うん、代わってあげたいけど…。」
　　　　　A「ありがとう、わかってくれる。なんとかお願い！」
　どうでしょう？　なんとなく引き受けてしまいそうですね。引き受けられればもちろん親切でいいですが、無理なのに、引き受けてしまっては事態は悪くなるばかり。結局、相手を恨んだり怒ったりすることになるかもしれません。自分のためにも相手のためにも、無理な場合はきちんと断った方が良さそうです。

リハーサル

　それでは、いったいどのようにすれば相手を傷つけず、また自分の気持ちをしっかりと相手に伝えることができるでしょう。
　ペアになって会話をしてみましょう。ペアでじゃんけんをして、勝った人が何かを頼む役になりましょう。なんでも良いので、頼んでみてください。負けた人は、上手に断る役です。うまく断ってみましょう。
　交代してもかまいません。断られた役の人は、傷つかなかったか、むっとしなかったか、なぜそう思ったかについて、お互いに意見を交換してみましょう。

　モデリングを入れる。
　うまくできたペアに、やりとりを披露してもらい、つまりモデルになってもらい、どこが良いかみんなで意見を出し合っても良いでしょう。

　言葉以外のことにも注意を向けて話し合ってください。誠意を示すためには、視線を合わせた方が良いでしょうか、声はどうでしょう。
　言葉だけでなく、①声の大きさ、②表情、③姿勢、④距離、⑤アイコンタクト、⑥身振り手振りにも、注意を向けられると良いですね。

板書をうまく利用して、上手に断れている人が言葉の面と言葉以外の面についてそれぞれどのような話し方をしているか、確認すると良いでしょう。

言葉の面
　(1) 相手の気持ちに添う言葉：「それは困っちゃったね。」
　(2) 理由：「代われるといいんだけど、今日は私も家に早く帰らないといけない日で。」
　(3) 謝罪：「申し訳ないんだけど、無理だと思う。」
　(4) 代案：「〇〇さんが大丈夫かもしれない。聞いてみれば。」
　　　　　あるいは、「〇〇さんに聞いてみてあげようか。」

言葉以外の面
　(1) 相手に身体を向けて、
　(2) 相手の方を見て、
　(3) 声のトーンや速さも、低めにゆっくりと。

　心から話したいことを伝えたいときにどのように伝えているか、普段から意識してみましょう。「ごめん」という一言も、そっけなく聞こえたり、しっかり伝わったりします。声や表情、しぐさについては、普段無意識なだけに、人によって大きな差があります。

フィードバック

　上手に断るスキルが学べたか、「フィードバックシート」に記入しましょう。

▷P27

チャレンジ

　授業内でできても、生活の場でできなくては意味がありません。次回までに、「チャレンジシート」をもとに今日学んだことを応用してみてください。うまくできなかったところなどがあれば、次回またみんなで考えてみましょう。

▷P28

Social Skill 4 感情をコントロールするスキル

さまざまな感情を感じ、ともに生きていく

インストラクション

　「人間は感情の動物である」と言われるように、わたしたちは常日頃からさまざま感情を感じながら生きています。それらの感情の中には、驚き、幸福、興味などのポジティブな感情もあれば、恐れ、怒り、嫌悪、悲しみのようなネガティブな感情もあります。こうした感情を感じることは、人間が生きていく上でとても自然なことです。しかし、特にネガティブな感情が生じたときに、それらの感情と向き合うことを難しいと感じる人が多いのではないでしょうか。ときには、そのような感情を抑え込んでしまったり、自らの感情を殺してしまったりということがあります。

　どのような感情であれ、感情が湧き起こってくること自体は決して問題ではありません。むしろ、とても人間らしい営みであると言えます。問題となるのは、ネガティブな感情に流されて行動してしまい、対人関係でトラブルを生じることでしょう。人間が感情を感じなくすることはできませんが、感情と向き合いしっかりとコントロールすることはできます。

　看護の場面では、さまざまな感情を喚起される状況に直面します。まずそれらの感情を抑圧するのではなく、しっかりと把握しコントロールすることです。そうすることで、患者さんと看護師との関係の中で患者さんの反応から、当事者それぞれの感情の問題と看護上の問題とを分けることで、目の前の問題の解決と患者さんの持つ強みに働きかける看護を行うことができるようになります。つまり自分をはじめとしたさまざまな人々の感情と向き合うことが看護師に必要なスキルの1つであると考えられます。そのために「感情をコントロールするスキル」を学ぶことが大切になります。

　ここでは、「感情の動きに気づくスキル」と「感情をコントロールするスキル」の、2つの感情についてのスキルのポイントを学んでいきましょう。

ポイント

　感情についてのスキルは、「感情の動きに気づくスキル」と「感情をコントロールするスキル」の2つに分けることができます。

　「感情の動きに気づくスキル」では、感情が生じるきっかけとそれにともなう身体的・心理的な変化に気づくことを学びます。感情をコントロールするためには、初めに感情と向き合う必要があります。感情が生じることによる変化を把握し、コントロールのきっかけを作ることが大切です。

　「感情をコントロールするスキル」では、把握した感情を自分に合った方法でコントロールしていくことを学びます。感情の現れ方が人それぞれであるように、コントロールの仕方も人それぞれ異なります。例えば、自己会話や深呼吸、間を取る、心地の好いイメージを浮かべるなど、自分に合った方法を見つけ出し、身につけることが重要になります。

- □　**感情の動きに気づくスキル**：
　①さまざまな感情を感じていることを自覚する。
　②身体的な変化から感情の動きを捉える（心拍数、発汗など）。
　③自分の感情が動きやすい場面、状況をあらかじめ知っておく。
- □　**感情をコントロールするスキル**：
　①自己会話（セルフ・トーク：「大丈夫、大丈夫」「落ち着け」など）する。
　②深呼吸する。
　③心地の好いイメージを思い浮かべる（海にゆったりと浮かんでいるなど、自分がこれまでに経験した場面をイメージする）。
　④一言断りを入れて、その場から離れる。
　⑤間を取る（ゆっくりと数字を数えるなど）。

モデリング

　それでは、次のモデルを見て、ポイントについての理解を深めましょう。
　感情の変化に気づくこと、そして、感情をコントロールすることを体験することがねらいです。
　下記の課題のそれぞれについて、○良いモデルと△悪いモデルを続けて見て、感情についての2つのスキルに気づき、具体的に違いを考えます。

モデル：長期入院をしている患者さんから、治療がうまくいかずに長引いている
　　　　　ことで当たられてしまいました。
　　　　　○良いモデル：感情の変化を察知し、自己会話することで感情をコント
　　　　　　　ロールし、感情をコントロールできずに表出している患者さんと
　　　　　　　向き合うことができる。
　　　　　△悪いモデル：感情に向き合うことができず、動揺してしまい、患者さ
　　　　　　　んの感情と向き合うことができない。
　モデルを見ることで、感情と向き合うことの重要さと難しさに気づき、話し合ってみましょう。自分の感情と向き合うことができなければ、患者さんの感情とも向き合うことができないことなどについて気づくことが重要です。

リハーサル

　それでは「感情の動きに気づくスキル」と「感情をコントロールするスキル」について練習してみましょう。
① 練習としてネガティブな感情を喚起することは難しく、倫理的にも問題があります。そのためモデリングの場面を想定して、「自分がモデリングの場面を実際に体験したら」という観点から感情に関するスキルについて体験していきます。
② 「自分がモデリングの場面を実際に体験したら」という想定をし、「自分ならどのような感情が生じるか」、「そのときにどのような身体的な変化があるか」ということを具体的に想像し、書き出します。また同様の感情を感じる場面や自分が苦手とする場面についても想像し、感情の変化と身体的変化の結びつきについて書き出します。
③ 「自分がモデリングの場面を実際に体験したら」という想定をし、「どのような方法で感情をコントロールするか」を考えて書き出します。次に、実際にその方法を試してみましょう。思いつかない場合はポイントの中から選んで、やり方を試してみます。自分に合ったやり方が見つけられるように、これまで用いたことのない方法も試してみましょう。
④ 何人かで、それぞれの書き出したものを見せ合い共有します。お互いの方法の違いや感情の現れ方の個性などを知り、感情と向き合い、コントロールす

ることが人によって異なることを確認しましょう。

フィードバック

　他のメンバーと上記の内容について、お互いに感情の現れ方やコントロールの方法が異なることを確認します。それぞれの実際の体験を例に挙げながら、具体的に感情と向き合う方法について共有してみましょう。　　　　▷P29

チャレンジ

　実際の場面で感情をコントロールするために、普段の生活の具体的な場面や自分の苦手な場面を想定して、そのような場面で感情をコントロールする方法を考えて準備しておきましょう。　　　　　　　　　　　　　　　　　▷P30

Social Skill 5　うまく問題を解決するスキル

対人葛藤と向き合い、主張的に解決する

インストラクション

　私たちは、ひとりだけで生きていくことはできません。ときとして他者と協力し、分かち合うことではじめて人間本来の生き方をすることができます。一方で、そうした対人関係における葛藤や悩みなども避けることはできません。つまり、私たちがより良く生きていくためには、対人関係の中で生じるさまざまな問題を解決し、共存していくことが必要になります。対人関係における問題は避けることが難しく、むしろ積極的に向き合って解決していくことが重要です。

　自分の行動、感情、願望、期待などが他者によって妨げられた状態のことを対人葛藤と言います。大なり小なり日々の生活の中で生じるさまざまな対人葛藤と積極的に向き合い、解決していくための最も基本的なスキルは「対人葛藤は避けようがないとあきらめる」ことです。この世界には自分と趣味や好み、価値観などが異なる多くの人間が暮らしています。まず、いくつもの点で自分と異なる人々とお互いに尊重し合いながら生きていかなければならないことを受け入れる必要があります。

　看護の場面では、患者さんとその家族、同僚や医師、病院の職員やその他の関連機関の人々など多種多様な人々と出会い、ともに仕事をしていきます。その中では対人葛藤を避けることはできませんし、対処せずにいればいずれはあなた自身を苦しめる原因ともなりかねません。看護師としての役割を果たしていくために「うまく問題を解決するスキル」を学ぶことはとても重要です。

　ここでは、「うまく問題を解決するスキル」についてのポイントを学んでいきましょう。

ポイント

　対人葛藤におけるさまざまな問題を解決するためには「問題の解決策」を考えることが重要です。そのためには以下のような手順があります。はじめに「①問

題の明確化」をすることで何が問題になっているのか把握します。次に、どのような結果が望ましいのかを決める**「②目標の決定」**。そして、その目標を達成するために考えうるさまざまな**「③解決策の算出」**を行い、考えついた解決策の中から**「④解決策の決定」**を行います。その際には結果を予測することが重要です。**「⑤解決策の実行」**をしたら、**「⑥成果の検証」**を行い、問題が解決できたかを確認します。以上の6つの過程が**問題解決の6ステップ**です。

「うまく問題を解決するスキル」は、まず「対人葛藤は避けようがないこと」をしっかりと自覚することです。そこから問題を回避するのではなく、積極的に解決していく方法を考えることができるようになります。解決策を考える際には、できるだけ沢山のプランを考えられることが重要です。そして、考えついた解決策を眺めて、それらの解決策が「非主張的」「攻撃的」「主張的」のどれに当てはまるのかを考えます。自分と相手のそれぞれの権利を尊重しながら、自分の感情を無理なく表現する「主張的」な解決策が、対人葛藤の解決には最も有効です。

☐ **うまく問題を解決するスキル：**
　①対人葛藤は避けようがないとあきらめる。
　②主張的な解決策を用いる。
　③問題解決の6ステップを踏む。

モデリング

それでは、次のモデルを見て、ポイントについての理解を深めましょう。

対人葛藤を解決するためにさまざま解決策を考え、その中から有効な方法を選択できるようになることがねらいです。下記の課題のそれぞれについて、○良いモデルと△悪いモデルを続けて見て、「うまく問題を解決するスキル」のポイントに気づき、具体的に違いを考えます。

モデル：あなたの指導に当たっている先輩の看護師が2名います。ふたりとも優秀な看護師として病棟では頼りにされていますが、このふたりは折り合いが悪く、仕事の進め方などについて意見が対立することもしばしばです。あなたは、ふたりからそれぞれ異なる観点から仕事についての指導を受けてしまい混乱して、仕事に支障が出ています。

○良いモデル：先輩たちの人間関係における問題だけでなく、指導における問題について解決策をいくつか考え出し、その中から有効な方法を選ぶことができる。

△悪いモデル：先輩たちの人間関係における問題から回避するために、指導における問題についても不問とし、表面上は穏やかに済ませようとする。

　モデルを見ることで、対人葛藤の問題を解決することの重要さと難しさに気づき、話し合ってみましょう。解決策は沢山あり、それぞれ別の結果をもたらす可能性があること、それぞれの解決策について結果を予測することが重要です。

リハーサル

　それでは「うまく問題を解決するスキル」について練習してみましょう。

① 対人葛藤の場面を具体的に思い浮かべることができる場合はその場面を用いて、思い浮かばない場合はモデリングの場面を想定して練習します。対人葛藤をどのように解決していくのかという「うまく問題を解決するスキル」のポイントを意識しながら体験していきます。

② 「うまく問題を解決するスキル」のポイントである「問題解決の6ステップ」にしたがって、「問題」と「目標」をできるだけ具体的に書き出します。そして、「目標」を達成できそうな解決策を思いつく限り沢山書き出します。普段なら選ばない大胆な解決策やあまり結果が期待できないだろうという解決策も含めて、沢山の解決策を書き出すことを練習します。

③ 書き出した解決策のそれぞれについて、実行した際の結果を予測し書き出していきます。書き出した結果の予測から「主張的」なもので、かつ問題解決に有効であると考えられる解決策を2つ選びます。

フィードバック

　お互いに実際の体験を例にしながら他のメンバーと上記の内容について話し合い、うまく問題を解決するスキルの良い点やこうすればもっと良くなるという点を共有しましょう。

⇨P31

チャレンジ

　最近、身近であった対人関係の困った場面を取り上げて、その場面について問題解決の6ステップを考えてみましょう。そして、実際にその場面でうまく問題を解決することができるように主張的な解決策を準備し、できるようなら試してみましょう。　　　　　　　　　　　　　　　　　　　　　　▷P32

■ **参考文献**　　＊本書を執筆するに当たって引用・参考にしたものを中心に示します。

相川 充・佐藤正二 編 2006『実践！　ソーシャルスキル教育 中学校：対人関係能力を育てる授業の最前線』（図書文化社）
石井一成 2011『ゼロからわかる大学生のためのレポート・論文の書き方』（ナツメ社）
上淵 寿 編著 2008『感情と動機づけの発達心理学』（ナカニシヤ出版）
学習技術研究会 2011『知へのステップ第三版―大学生からのスタディ・スキルズ』（くろしお出版）
菊地康人 1999『敬語再入門』（丸善）
菊地康人 2000『敬語』（講談社）
北原千園実 2006『ビジネスいらすとれいてっど　電話応対のルールとマナー』（日本実業出版社）
C. サーニ著，佐藤 香 監訳 2005『感情コンピテンスの発達』（ナカニシヤ出版）
共同通信社 2010『記者ハンドブック―新聞用字用語集』（共同通信社）
小暮太一 2011『学校で教えてくれない「分かりやすい説明」のルール』（光文社）
佐藤正二・相川 充 編 2005『実践！　ソーシャルスキル教育 小学校：対人関係能力を育てる授業の最前線』（図書文化社）
三省堂編修所 2011『新しい国語表記ハンドブック』（三省堂）
三省堂編修所 2007『故事・ことわざ・慣用句辞典』（三省堂）
大坊郁夫 2005『社会的スキル向上を目指す対人コミュニケーション』（ナカニシヤ出版）
野田尚史・森口稔 2003『日本語を書くトレーニング』（ひつじ書房）
橋本剛 2008『大学生のためのソーシャルスキル』（サイエンス社）
藤沢晃治 2002『「分かりやすい説明」の技術―最強のプレゼンテーション 15 のルール』（講談社）
古谷治子監修 2006『ビジネスいらすとれいてっど　人に好かれるものの言い方・伝え方のルールとマナー』（日本実業出版社）
村石昭三 1992『気がつかない誤りに気がつく間違い漢字・勘違いことば診断辞典』（創拓社）
渡辺弥生編著 2009『絵本で育てるソーシャルスキル　若手保育者の指導力アップ』（明治図書）
渡辺弥生 2012『人前での叱り方・言い聞かせ方』（PHP）
渡辺弥生 2011『子どもの「10 歳の壁」とは何か？　乗り越えるための発達心理学』（光文社）
渡辺弥生編著 2011『子どもの感情表現ワークブック』（明石書店）
渡辺弥生 1996『ソーシャル・スキル・トレーニング』（日本文化科学社）

編著者紹介

野呂　幾久子　（のろ　いくこ）
東京慈恵会医科大学 医学部 教授
担当：スタディスキル編　1章、2章、4章、8章、9章

渡辺　弥生　（わたなべ　やよい）
法政大学文学部 教授 兼 大学院ライフスキル教育研究所 所長
担当：ソーシャルスキル編　ソーシャルスキルの学び方、1章、2章、3章

味木　由佳　（あまき　ゆか）
元東京女子医科大学看護学部 助教
担当：スタディスキル編　3章、5章、6章、7章

執筆者紹介

星　雄一郎　（ほし　ゆういちろう）
國學院大學栃木短期大学 人間教育学科 専任講師
担当：ソーシャルスキル編　4章、5章

企画協力：三原祥子・高島尚美
編集協力：㈱翔文社
本文組版：㈲ジェット

看護系学生のための日本語表現トレーニング

2013年5月30日第1刷発行　編著者：野呂幾久子、渡辺弥生、味木由佳
2023年1月20日第5刷発行　発行者：株式会社 三省堂　代表者　瀧本多加志
　　　　　　　　　　　　印刷者：三省堂印刷株式会社
　　　　　　　　　　　　発行所：株式会社 三省堂
　　　　　　　　　　　　　　　〒102-8371　東京都千代田区麹町五丁目7番地2
　　　　　　　　　　　　　　　電話　(03) 3230-9411
　　　　　　　　　　　　　　　https://www.sanseido.co.jp/

落丁本・乱丁本はお取り替えいたします。

©Sanseido Co., Ltd. 2013
Printed in Japan
ISBN978-4-385-36328-8

〈看護系学生トレーニング・72＋32pp.〉

本書を無断で複写複製することは、著作権法上の例外を除き、禁じられています。また、本書を請負業者等の第三者に依頼してスキャン等によってデジタル化することは、たとえ個人や家庭内での利用であっても一切認められておりません。

所属 _____　_____年____月____日
番号 _____　氏名 _____

Study Skill
1

正しい日本語を使う　　正確で豊かに表現する

課題1　次の文の中から若者言葉を探し、下線を引いて、（　）内に書き直してください。

(1)　こちらでよろしかったでしょうか。　　　　　　　（　　　　　　　　　　　　　　）

(2)　夜はよく寝れていますか？　　　　　　　　　　　（　　　　　　　　　　　　　　）

(3)　もう立っていられない、みたいなめまいでしたか？　（　　　　　　　　　　　　　　）

課題2　次の意味のことわざ・慣用句を、（　）内に言葉を入れて完成させてください。

(1)　ごたごたが起こったことによって、かえって後が安定した状態になってうまくいく。
　　　→雨降って（　　　　　　　　）固まる

(2)　人は住んでいる土地の風習に従うのがよろしい。→郷に入っては（　　　　　　　　　　）

(3)　平凡な人間でも三人寄り集まって考えればすぐれた知恵が出る。→三人寄れば（　　　　　　）の知恵

(4)　物事はいざ実行してみれば前もって心配していたよりは案外たやすくうまくゆくものである。
　　　→案ずるより（　　　　　　　）が易し

(5)　安心して眠ること。→（　　　　　　）を高くして寝る

(6)　細かいところまで配慮が行き届いていて不都合な点や無駄な点が全くない様子。→（　　　　　　）がない

(7)　世話になった人の所などを立ち去る際に、恩返しをするどころかかえって迷惑をかけるようなことをする。
　　　→後足で（　　　　　　）をかける

(8)　互いに気心が通じていて心から打ち解けることができる様子。→（　　　　　　）が置けない友達

(9)　自分に好都合なことばかりを考えても、物事はそううまく期待どおりにはいかない。
　　　→そうは問屋が（　　　　　　　　）

所属 _____ _____ 年 ___ 月 ___ 日
番号 _____ 氏名 _____

Study Skill
1

正しい日本語を使う　　正確で豊かに表現する

課題3　次のそれぞれの感情を表すことわざ・慣用句を、①〜⑥の中から選び、表の中に番号を書いてください。

感情	番号	感情	番号	感情	番号
感謝する		感動する		もどかしい	
怒る		驚く・驚かす		恥ずかしがる	

①意表を衝く　　②隔靴掻痒（かっかそうよう）　　③琴線に触れる　　④足を向けて寝られない　　⑤身の置き所がない　　⑥逆鱗に触れる

課題4　次の慣用句と類似した意味を持つ慣用句を①〜⑧の中から選び、表の中に番号を書いてください。

感情	番号	感情	番号	感情	番号	感情	番号
言葉を返す		対岸の火事		とりつく島がない		眼中にない	
痛くもかゆくもない		歯切れが悪い		寸暇を惜しむ		二の足を踏む	

①異を唱える　　②蛙の面に水　　③歯牙にもかけない　　④高みの見物　　⑤寝食を忘れる
⑥奥歯に物が挟まったような　　⑦にべもない　　⑧及び腰になる

課題5　次のことわざ・慣用句を、（　）内に言葉を入れて完成させてください。
(1)　（　　　　　　　）が浮くようなお世辞を言わないでください。
(2)　地位に（　　　　　　）をかいてはいけない。
(3)　あんなことを言ったから（　　　　　　）子を起こしてしまった。
(4)　絶対大丈夫だと（　　　　　　）をくくって失敗した。
(5)　あの人はいつも立て板に（　　　　　　）のように話すね。
(6)　田山さんはいつも人の言葉（　　　　　　）をとらえて批判する。
(7)　（　　　　　　）の通った看護をしたい。
(8)　怪我の（　　　　　　）で、思わぬ発見ができた。

所属 _____ ____ 年 ___ 月 ___ 日

番号 _____ 氏名 _____

Study Skill
2

敬語を使う　　相手を尊重する気持ちを伝える

課題1　次の下線部を尊敬語に直して（　）に書いてください。

(1)　カルテを見ました（　　　　　　　　　　　　）か？

(2)　ゆっくり寝て（　　　　　　　　　　）ください。

(3)　手術はどうします（　　　　　　　　　　　）か？

(4)　こちらの用紙に連絡先（　　　　　　　）を書いて（　　　　　　　　）ください。

課題2　次の下線部を謙譲語に直して（　）に書いてください。

(1)　明日中に電話します（　　　　　　　　　　）。

(2)　月曜日はいつも病院にいます（　　　　　　　　）。

(3)　よろしかったら、これあげます（　　　　　　　　）。

(4)　（師長さんに）明日朝6時に来ます（　　　　　　　　）。

課題3　次の(1)～(6)について、正しい方を選んで記号に○をつけてください。

(1)　a　私は鈴木と申します。　　　　　　　　　　　b　私は鈴木と申し上げます。

(2)　a　ご不明な点があれば、いつでもお聞きください。　　b　ご不明な点があれば、いつでも伺ってください。

(3)　a　この薬を毎食後3錠お飲みになってください。　　b　この薬を毎食後3錠召し上がってください。

(4)　a　そのことは先生にお話ししましたか？　　　　b　そのことは先生にお話しになりましたか？

(5)　a　お嬢さんはご病気のことをご存知ですか？　　b　お嬢さんはご病気のことを存知上げていますか？

(6)　a　佐藤さんがそうおっしゃられました。　　　　b　佐藤さんがそうおっしゃいました。

所属 _____ ___ 年 ___ 月 ___ 日
番号 _____ 氏名 _____

Study Skill
2

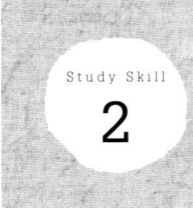

敬語を使う　　相手を尊重する気持ちを伝える

課題4　次の(1)～(3)の文を正しい敬語に直してください。

(1)　先輩が教えてくれました。　_____

(2)　（病気の）加減はどうですか？　_____

(3)　あの人は誰ですか？　_____

課題5　学生の大江君が坂口先生に電話をかけています。大江君の言葉を、敬語を用いて適切なものにしてください。

大江君　：もしもし。坂口先生の家ですか？

_____

坂口先生：そうですが。
大江君　：夜遅くにごめんなさい。坂口太郎先生はいますか？

_____

坂口先生：はい、私ですが。
大江君　：はじめまして。K看護学校1年の大江宏といいます。夏合宿のことで電話したのですが、今いいですか？

_____

坂口先生：ええ、いいですよ。
大江君　：8月4日から6日まで合宿があるのですが、来てもらえませんか？

_____

坂口先生：ええと、4日から6日までなら行かれますが、場所はどこですか？
大江君　：山中湖です。詳しいことについては、後日ハガキで知らせます。

_____

坂口先生：わかりました。
大江君　：坂口先生に会えることを楽しみにしています。さようなら。

_____

所属 _____ _____ 年 ___ 月 ___ 日

番号 _____ 氏名 _____

Study Skill
3

メモをとる　　要点をおさえて記録する、伝える

課題1　次の相談を読み、5W2Hを意識しながら重要な部分を○で囲んでください。また、その部分を簡潔な表現で箇条書きしてみてください。

　　母の友人は、腎臓の持病が悪化したため、入院しての治療が必要になった。健康保険はちゃんと毎月保険料を支払っていたが、民間の保険には全く加入していなかった。主治医から「今後は手術も必要」と言われ、健康保険の適用を受けても、手術には30万円必要だと説明された。母の友人はいったい治療にはどのくらいの費用が必要なのか、とても心配している。高額になるようなら、なんらかの支援を受けたいが、このような相談は、誰にしたら良いのか教えてほしい。

課題2　友達に旅行土産のキーホルダーを渡そうと思いましたが、留守でした。メモを残し、ポストに入れて帰ることにします。誰からの何であるかを説明して、受け取ってもらえるようなメモを作成してください。

所属 ＿＿＿＿＿＿＿＿＿＿＿＿＿＿＿＿＿＿＿＿＿＿＿＿　＿＿＿年＿＿月＿＿日

番号 ＿＿＿＿＿＿＿＿＿＿　氏名 ＿＿＿＿＿＿＿＿＿＿＿＿＿＿

Study Skill
3

メモをとる　　要点をおさえて記録する、伝える

課題3　あなたは受け持ち患者について、実習学生として看護師に報告と相談をします。次のメモからバイタルサインの報告と、相談する台詞（せりふ）を作成してください。声をかけるところから始めて、言葉遣いにも注意してみてください。

512号室のAさん

バイタルサイン（10時、ベッド上にて）血圧134/56mmHg、脈拍63回/分、体温36.5℃、呼吸苦なし。

胸の痛みはなく、体調は「まあまあです」とのこと。

手術前日の今日、奥さんがお見舞いに来ている。奥さんから「手術の間、家族はどこで待っていれば良いのか。手術が終わったら、執刀医から説明をしてもらえるのか」という質問があった。

学生の私では答えられないので、看護師さんから説明してほしい。

所属 _____ _____ 年 ___ 月 ___ 日

番号 _____ 氏名 _____

Study Skill
4

説明する・発表する　　相手がわかる説明をする

課題1　あなたは、スマートフォンを買ったばかりのAちゃんとBさんから、別々に、メールの使い方を説明してほしいと頼まれました。それぞれに説明する際、あなたはどのような点を考慮しますか。

Aちゃん：小学校4年生。お母さんがメールをしているのを見たことはあるが、自分も友達とのおしゃべり代わりにメールを使いたい。
Bさん　：76歳。これまでにメールをしたことがない。孫と短いメールの交換ができるようになりたい。

_____
_____
_____

課題2-1　次の品はAストアが扱っている商品です。商品をグループに分け、各グループに名前をつけてください。

定規、ブラウス、ペン、セーター、魚、ジーパン、コート、手帳、乳製品、ノート、パン、鉛筆、野菜、絵の具、肉

_____
_____
_____

課題2-2　Aストアの商品を、次の構造で説明してください。

Aストアの商品は、大きく分けて_____種類です。それは_____、_____、_____です。
まず_____には、_____があります。
次に_____には、_____があります。
最後に_____には、_____があります。

課題3　次の文章は、試験の日程と範囲を説明した文章です。情報を整理し、わかりやすい構造に変えてください。

12月1日は数学で、生物は12月2日です。英語はその1週間後で、lesson1から10が範囲です。生物は前期の内容全部で、数学は方程式です。

_____
_____
_____

所属 _____ ____年____月____日

番号 _____ 氏名 _____

Study Skill
4

説明する・発表する　　相手がわかる説明をする

課題4　2人ずつペアになり、1人がA、Bの文を読んでください。もう1人は目をつぶって聞き、2つの文の分かりやすさを比べてください。

A：　私は、心身に障害を持つ方々の自立を支援することを目的とした施設である「杉の木園」で、1週間の福祉体験実習をさせていただきました。

B：　私は「杉の木園」で1週間の福祉体験実習をさせていただきました。この施設は、心身に障害を持つ方々の自立を支援することを目的としています。

課題5　次の文を、1つの文に1つの情報になるように、書き直してください。

　　患者さんは病気そのものに苦しむだけでなく、経済的問題や家族との関係にも苦しむことが多いため、看護師は病気だけでなく、患者さんの生活や感情にも関心を向けることが必要だと思います。

_____

_____

_____

_____

課題6　新聞・雑誌・テレビ・インターネットから自分が関心のあるテーマについて述べた意見を1つ取り上げ、それに賛成または反対する意見を3分間で発表してください。発表の際は、この章で学んだことを意識し、パワーポイントやレジメなどを用いましょう。

課題7　クラスメートが行った**課題6**の発表に対して、下のシートを使ってフィードバックしてください。

発表フィードバック・シート

発表者：番号_____　名前_____

評価者：番号_____　名前_____

1　各項目について、「まったくそう思わない」1～「とてもそう思う」5で評価してください。

評価項目			評価	評価項目		評価
内容	構成	サンドイッチ型だった		話し方	話す速さ	適度な速さで話していた	
		1つの文に1つの情報が入っていた			間	適度な間があった	
	言葉/表現	わかりにくい言葉/表現がなかった			時間管理	時間を守っていた	
話し方	姿勢	姿勢が良かった			視覚	視覚的にも伝えていた	
	視線	聞き手を見ていた		結論		説明がわかりやすかった	
	声の大きさ	適度な大きさで話していた					

2　評価の理由を具体的に書いてください。

所属 ＿＿＿＿＿＿＿＿＿＿＿＿＿＿＿＿＿＿＿＿　＿＿年＿＿月＿＿日

番号 ＿＿＿＿＿＿＿＿＿＿　氏名 ＿＿＿＿＿＿＿＿＿＿＿＿＿

Study Skill
5

電話をする　　その場でのやり取りに対応する

課題1　あなたは次のチラシを見て、この会に参加したいと考えています。申し込みの電話について考えましょう。

ミニシンポジウム

「在宅医療を考える」

　医師や訪問看護師、ソーシャルワーカーを迎えて、当院の在宅医療の取り組みを考えます。ふるってご参加ください。

　　日時：20××年5月13日（土）10:00～12:00

　　場所：●●ホール

　　対象：当院職員、看護学生

　　定員：100名

　　※資料準備の都合上、事前に電話での申し込みをしてください。

　　主催：●●病院 看護部 03－555－×××（内線 0123）

---

(1)　直通電話ではないとき（内線番号があるとき）は、交換手に上記内容を伝えた後、担当部署に取り次いでもらう必要があります。空白に合うような言い方を考えてみましょう。

　　内線番号＿＿＿＿＿＿＿＿の＿＿＿＿＿＿＿＿＿＿＿をお願いします。

(2)　担当者に取り次いでもらえたら、自分の名乗りをしてみましょう。

　　私、＿＿＿＿＿＿＿＿＿＿＿＿＿＿＿＿＿＿＿＿＿＿＿＿と申しますが、

(3)　担当者とのやり取りを完成させてください。（　）内の内容を適切な表現に改めましょう。

　　あなた：5月13日の＿＿＿＿＿＿＿＿＿＿＿＿＿＿＿＿＿＿＿の件で、お電話を差し上げました。今、お時間をいただいてもよろしいでしょうか。
　　　　　　（ミニシンポジウムに参加したいが、申し込みはまだ受け付けているか？）

　　　＿＿＿＿＿＿＿＿＿＿＿＿＿＿＿＿＿＿＿＿＿＿＿＿＿＿＿＿＿＿＿＿？

所属 _____ _____ 年 ____ 月 ____ 日

番号 _____ 氏名 _____

Study Skill
5

電話をする　　その場でのやり取りに対応する

看護部：受け付けていますよ。
あなた：そうですか。では、1名の申し込みをお願いします。
看護部：はい、いいですよ。所属とお名前をお願いします。

あなた：_____の_____と申します。
看護部：はい、確かに承りました。
あなた：ありがとうございます。よろしくおねがいします。失礼いたします。

課題2　実習の朝、体調不良のため熱を測ったところ38.3℃ありました。カッコ内の指示をもとに、欠席することを担当教員に伝える緊急連絡のやり取りを完成させてください。

あなた：●●先生、おはようございます。

（実習病棟）_____で実習している、（氏名）_____です。

（相手の状況を確認する、相手に時間をもらう許可を得る）_____。

（原因を簡潔に）_____のため、本日の実習を欠席します。

（次の報告はいつするか）_____、またご報告します。それでは、失礼いたします。

所属 _____   ___年___月___日
番号 _____ 氏名 _____

Study Skill
6

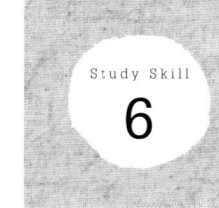

メールを書く　　学生生活でメールを使う

課題　以下の設定を読み、問いに答えてください。

〈状況設定〉
　あなたは海外短期研修への応募を考えています。募集要項には、英語担当の木村華子先生（kimura@××.ac.jp）にメールで問い合わせることと書いてあります。あなたは木村先生の部屋を訪ねて、応募条件や費用だけでなく昨年度の様子なども聞きたいと考えています。そこで、面談のアポイントメントを取るために、木村先生にパソコンのメールを作成します。テキストを参考にして、次ページに以下の手順で解答を書き入れてください。

(1)　どこに木村先生のアドレスを入れますか。書き込んでみましょう。
(2)　適切な件名を考えましょう。自分の名前も添えてみましょう。
(3)　本文を、以下の順で作成しましょう。
　①　本文の初めに相手の氏名を書いてみましょう。
　②　自分の名乗りをしてみましょう。
　③　海外研修を希望していることを伝えましょう。
　④　研究室を訪ねて、応募条件や費用についての話が聞きたいと伝えましょう。
　⑤　自分が都合の良い日時を挙げてみましょう(架空でかまいません)。
　⑥　自分の署名を作ってみましょう。

所属 ＿＿＿＿＿＿＿＿＿＿＿＿＿＿＿＿＿＿　＿＿年＿＿月＿＿日
番号 ＿＿＿＿＿＿＿＿＿　氏名 ＿＿＿＿＿＿＿＿＿＿＿＿

Study Skill
6

メールを書く　学生生活でメールを使う

メッセージの作成	
宛先	
CC	
BCC	
件名	
添付ファイル	

① ＿＿＿＿＿＿＿＿＿＿＿＿

② ＿＿＿＿＿＿＿＿＿＿＿＿＿＿＿＿＿＿＿＿＿＿＿＿＿＿＿＿＿＿＿＿＿＿＿

③ ＿＿＿＿＿＿＿＿＿＿＿＿＿＿＿＿＿＿＿＿＿＿＿＿＿＿＿＿＿＿＿＿＿＿＿

④ ＿＿＿＿＿＿＿＿＿＿＿＿＿＿＿＿＿＿＿＿＿＿＿＿＿＿＿＿＿＿＿＿＿＿＿

⑤ ＿＿＿＿＿＿＿＿＿＿＿＿＿＿＿＿＿＿＿＿＿＿＿＿＿＿＿＿＿＿＿＿＿＿＿

勝手なお願いではありますが、どうぞよろしくお願いいたします。
ご連絡をお待ちしております。

＊＊＊＊＊＊＊＊＊＊＊＊

⑥ ＿＿＿＿＿＿＿＿＿＿＿＿＿＿＿＿＿＿＿＿＿＿＿＿＿＿＿＿＿＿＿＿＿＿＿

所属 _____ _____年___月___日
番号 _____ 氏名 _____

Study Skill
7

手紙を書く　病院・施設に宛てて書く手紙のマナー

課題1　それぞれの宛名にふさわしい敬称を入れてみましょう。

(1)　△△病院（　　　　　）

(2)　△△病院　看護部長　●●　●子（　　　　　）

課題2　ふさわしい敬称を入れ、次の宛名を下の封筒の表面（おもてめん）に縦書きで書き入れてみましょう。

　　　〒123-4567　東京都○○区小川町1-2-3
　　　○○大学付属病院　看護部部長　○沢　×子

課題3　季節の挨拶とふさわしい月を線でつなぎましょう。

(1)　新春の候・　　　　　　・3月
(2)　早春の候・　　　　　　・6月
(3)　梅雨の候・　　　　　　・1月
(4)　残暑の候・　　　　　　・11月
(5)　初霜の候・　　　　　　・8月

所属 _____   ____ 年 ____ 月 ____ 日

番号 _____   氏名 _____

Study Skill
7

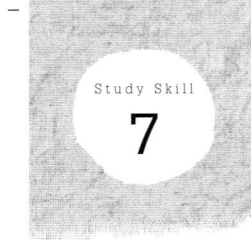

手紙を書く　病院・施設に宛てて書く手紙のマナー

課題4　指示に沿って、病院見学のお願いを書いてみましょう。細かい内容などは適宜、考えて当てはめてください。

△△病院　看護部長　○○　○子　様

(日付) _____

(タイトル) _____

(季節の挨拶) _____

(相手の様子を伺う) _____

(話の流れを変える語) _____、先日お話しさせていただいた7月18日の病院見学のお願いでございます。

(目的を簡潔に説明) _____

_____

(見学したい場所の希望など) _____

_____

病院に伺う日を心待ちにしております。どうぞよろしくお願いいたします。

(所属) _____

(氏名) _____

所属 ＿＿＿＿＿＿＿＿＿＿＿＿＿＿＿＿＿＿＿＿＿　＿＿＿年＿＿月＿＿日
番号 ＿＿＿＿＿＿＿　氏名 ＿＿＿＿＿＿＿＿＿＿＿＿＿＿

Study Skill
8

レポートを書く(1)：内容編　レポートに何を書くのか

課題1　次のA、Bは、看護学生が「学生結婚」について書いた文章です。2つの文章の異なるところを挙げてください。

A

　私は学生結婚には反対です。というのは、実際にうまくいかなかった例を見たからです。

　私の従兄は看護大学4年生のときに3年生の後輩と学生結婚をしました。二人とも国試準備や実習で忙しく、アルバイトも少ししかできなかったため、結婚と同時に従兄の実家に住みました。はじめはそこそこ仲良く暮らしていたのですが、家事を全部していた従兄のお母さんの不満がたまり、従兄夫婦とお母さんの仲がどんどん険悪になりました。それから、お金がないことも二人にとってストレスだったみたいで、喧嘩ばかりするようになって、結局1年後に離婚しました。

　せっかく愛し合った二人なのに別れちゃうなんて、悲しいと思います。だから私は学生結婚には反対です。

B

　私は、経済的な理由から学生結婚に反対である。

　結婚して独立した家庭を持つ以上、経済面を親に頼らず、学費や生活費は自分たちで稼ぐべきである。しかし、看護大学の学費は高く、教科書代などの費用もかかる。その上、看護大学は授業数や実習が多いため、アルバイトをして収入を得ることも容易ではない。学費や生活費を自分たちだけで賄うことは、かなり難しいと考えられる。確かに、親の援助を受ければこのような問題は解決するかもしれない。しかし、それでは独立した家庭とは言えないのではないだろうか。結婚という形をとるのは、大学を卒業し、実際に自立・独立した生活を送れるようになってからの方が良いと私は考える。

　以上のような理由から、私は「学生結婚」に反対である。

課題2　次の文はレポートの文として問題があります。どこが問題か指摘してください。

　60名の入院患者に入院生活に関する調査への協力を依頼したところ、うれしいことに全員が同意してくれた。入院患者が入院生活の問題として挙げた項目では「食事の内容」が最も多く、次に「病室でのプライバシー」であった。

　このことから、食事の内容を改善すれば入院患者の問題が解消されると考える。

所属 _____ ____ 年 ___ 月 ___ 日

番号 _____ 氏名 _____

レポートを書く(1)：内容編　　レポートに何を書くのか

課題3　あなたはA看護学校の1年生です。後期の社会学の授業で調査レポートの課題が出ました。テーマは自由です。あなたは先週の授業で「女性看護師の喫煙率は一般女性より高い」と聞き、「女子看護学生の喫煙率も高いの？」という疑問を持ちました。そこで、「女子看護学生と喫煙」について調べることにしました。

　　はじめに【目的】を書きます。次のことを考えてみてください。

(1)　なぜ「女子看護学生の喫煙」を取り上げるのでしょうか。

　_____

　_____

(2)　すでに書かれていることに続けて、【目的】を書いてみましょう。
　　　2006年に日本看護協会が行った「『看護職のたばこ実態調査』報告書」によると、女性看護師の喫煙率は18.5%で（日本看護協会，2007）、一般女性の平均喫煙率10.0%より高かった（厚生労働省，2008）。

　_____

　_____

課題4　次に【方法】を書きます。

(1)　「女子看護学生」といっても全国に沢山います。その中の誰（どの集団）について調べたいですか。あるいは現実に調べることができますか。

　_____

　_____

(2)　調査方法はアンケート調査としました。「喫煙」について聞きたい項目を挙げてください（現在喫煙しているか、1日にどのぐらい喫煙するのか、家族は喫煙するのか、喫煙についてどう思うかなど）。

　_____

　_____

　_____

　_____

所属 _____　____年 ___月 ___日
番号 _____　氏名 _____

レポートを書く(1)：内容編　　レポートに何を書くのか

(3) いつ、どのような手順で調査を実施しますか。

_____
_____

(4) 【方法】を書いてみましょう。

_____
_____
_____

課題5　下の項目で調査を行い結果が得られました。これをもとに【結果】を書いてみましょう。

回答者：60名中58名

① あなたは現在喫煙していますか：はい8名　/いいえ50名
② (①で「はい」と答えた8名のうち) 1日に何本喫煙しますか：1日に5本以下0名、6〜10本2名、11本〜15本4名、16〜20本2名
③ あなたのご両親は喫煙しますか
　〈喫煙者8名の回答〉
　　お父さん：現在喫煙している7名　過去に喫煙していたが現在はしていない1名　喫煙しない0名
　　お母さん：現在喫煙している2名　過去に喫煙していたが現在はしていない1名　喫煙しない5名
　〈非喫煙者50名の回答〉
　　お父さん：現在喫煙している15名　過去に喫煙していたが現在はしていない10名　喫煙しない25名
　　お母さん：現在喫煙している0名　過去に喫煙していたが現在はしていない3名　喫煙しない47名

_____
_____
_____
_____
_____

所属 _____ ____ 年 ___ 月 ___ 日

番号 _____ 氏名 _____

Study Skill
8

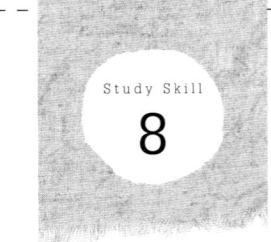

レポートを書く(1)：内容編　　レポートに何を書くのか

課題6 【結果】に基づき【考察】を書いてみましょう。

_____
_____
_____
_____
_____
_____
_____
_____

課題7 次の文章を適切に引用する文章を書いてください。

広井良典が書いた『ケア学−越境するケアへ』（医学書院から2000年に出版）の16ページの以下の文章
　ケアという行為を通じて、ケアをおこなっている（あるいは「提供」している）人自身が、むしろ力を与えられたり、ある充足感や統合感を得る、ということがしばしば起こる

_____
_____
_____
_____

所属 _____ _____ 年 ___ 月 ___ 日

番号 _____ 氏名 _____

Study Skill
9

レポートを書く(2)：表現編   レポートをどう書くのか

課題1 次の文の下線部の話し言葉を書き言葉に換えて、（　）内に書いてください。

(1) 挨拶を<u>ちゃんと</u>（　　　　　　　）することが大切だ。
(2) 看護の知識<u>だけじゃなく</u>（　　　　　　　）、一般常識も身につけようと思う。
(3) 患者さんが<u>思ってる</u>（　　　　　　　）ことを明確につかむためには、<u>どんな</u>（　　　　　　　）調査が必要なのだろうか。
(4) <u>どんどん</u>（　　　　　　　）身体が衰えていった。

課題2 次の仮名遣いについて、正しい方を選んで○をつけてください。

(1) こんばん ［ わ ／ は ］
(2) つ ［ ず ／ づ ］く（続く）
(3) ま ［ じ ／ ぢ ］か（間近）
(4) うら ［ ず ／ づ ］ける（裏付ける）
(5) 行かざる ［ お ／ を ］えない
(6) そう ［ い ／ ゆ ］うこと
(7) ひとり ［ ず ／ づ ］つ
(8) おね ［ い ／ え ］さん（お姉さん）

課題3 次の漢字や漢字の送り仮名の間違えを正しく直して、（　）の中に書いてください。

(1) 異句同音（　　　　　　　）に言う
(2) 事体（　　　　　　　）は深刻だ
(3) 専問（　　　　　　　）は小児看護だ
(4) 最少限（　　　　　　　）のスタッフで行う
(5) 血液を取る（　　　　　　　）
(6) 応待（　　　　　　　）が悪い
(7) 感違い（　　　　　　　）
(8) 真疑（　　　　　　　）を確かめる
(9) 人に接っする（　　　　　　　）仕事

課題4 次の漢字の読み仮名を（　）の中に書いてください。

(1) 呆れる（　　　　　　　）
(2) 潔い（　　　　　　　）
(3) 産着（　　　　　　　）
(4) 凹凸（　　　　　　　）レンズ
(5) 河川（　　　　　　　）の氾濫
(6) 画期的（　　　　　　　）
(7) 胸中（　　　　　　　）複雑だ
(8) 形相（　　　　　　　）
(9) 言外（　　　　　　　）の意味
(10) 厚顔無恥（　　　　　　　）
(11) ご利益（　　　　　　　）
(12) 面会謝絶（　　　　　　　）
(13) 羞恥心（　　　　　　　）
(14) 前代未聞（　　　　　　　）

所属 _____ ____ 年 ____ 月 ____ 日

番号 _____ 氏名 _____

Study Skill
9

レポートを書く(2)：表現編　レポートをどう書くのか

課題5　次の漢字について、正しい方を選んで○をつけてください。

(1)　野菜が ［ 痛む ／ 傷む ］　　　　　　(2)　気持ちを ［ 表す ／ 現す ］
(3)　アンケートの ［ 回答 ／ 解答 ］　　　(4)　薬が ［ 効いた ／ 利いた ］
(5)　峠を ［ 越える ／ 超える ］　　　　　(6)　師長を ［ 勤めた ／ 務めた ］
(7)　真理を ［ 追究する ／ 追求する ］　　(8)　［ 以外 ／ 意外 ］ な人
(9)　［ 最後 ／ 最期 ］ を看取る　　　　　(10)　カルテを ［ 紹介 ／ 照会 ］ する
(11)　この仕事に ［ 適正 ／ 適性 ］ がない　(12)　新人 ［ 同士 ／ 同志 ］ がんばろう
(13)　流行に ［ 遅れる ／ 後れる ］　　　　(14)　プールの水を ［ 変える ／ 替える ］

課題6　次の文の誤りを正しく直すか、意味が明らかになるように直してください。

(1)　今困っているのは、患者さんとうまくコミュニケーションが取れない。

_____

(2)　私の目標は、早く立派な看護師になりたい。

_____

(3)　別の病院でもらった薬を飲みました。(薬をもらったのが別の病院の場合)

_____

(4)　もし実験が正しく行われていたとき、新しい発見が得られたかもしれない。

_____

(5)　たとえ失敗したら、精一杯やることが大切だ。

_____

所属 _____ ___ 年 ___ 月 ___ 日

番号 _____ 氏名 _____

Study Skill
9

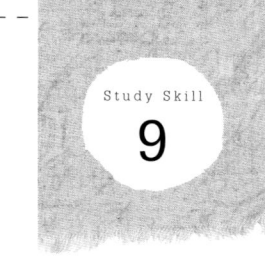

レポートを書く(2)：表現編　　レポートをどう書くのか

課題7　レポートAとBは、同じ内容を書いたレポートです。どちらが見やすいですか。またなぜそちらの方が見やすいのでしょうか。考えてください。

レポートA

> 本研究の目的は、患者の年齢と診療に関する満足度の関係を明らかにすることである。
> 2010年1月〜2011年12月の間にA病院内科を受診した患者、244名を対象とした。年齢は、20代が21名、30代が49名、40代が53名、50代が49名、60代以上が72名であった。
> 調査はアンケート調査を行った。「あなたは本日の診察に満足でしたか」という質問に対し、「全くそう思わない」(1)〜「とてもそう思う」(5)までの5件法で回答してもらった。

レポートB

> 1　目的
>   本研究の目的は、患者の年齢と診療に関する満足度の関係を明らかにすることである。
> 2　方法
>   2.1　対象患者
>   2010年1月〜2011年12月の間にA病院内科を受診した患者、244名を対象とした。年齢別の人数は表1の通りである。
>
>   表1　対象患者の年齢別人数（単位：人）
>
> | 年齢 | 人数 |
> |---|---|
> | 20代 | 21 |
> | 30代 | 49 |
> | 40代 | 53 |
> | 50代 | 49 |
> | 60代以上 | 72 |
> | 合計 | 244 |
>
>   2.2　調査方法
>   アンケート調査を行った。「あなたは本日の診察に満足でしたか」という質問に対し、「全くそう思わない」(1)〜「とてもそう思う」(5)までの5件法で回答してもらった。

所属 _____　____年____月____日

番号 _____ 氏名 _____

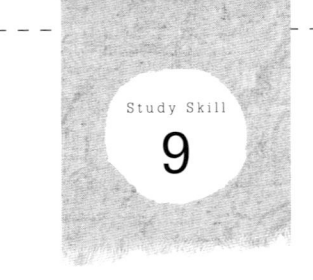

レポートを書く(2)：表現編　　レポートをどう書くのか

課題8　「レポートを書く(1)：内容編」**課題3〜6**で書いた「女子看護学生と喫煙」のレポートの表現を、次のレポート表現チェック表でチェックしてみましょう。

レポート表現チェック表

チェック項目			チェック欄
正しく書く	文体	一貫して「だ/である」体を使っているか	
	語彙	話し言葉は混ざっていないか	
	表記	仮名づかいの間違えはないか	
		漢字の間違えはないか	
	文法	ねじれ文はないか	
		わかりにくい修飾語はないか	
簡潔に書く		長すぎる文はないか	
		読点「、」がないために曖昧な文はないか	
		冗長な文はないか	
見やすく書く		見出しがあるか	
		段落の始まりで1字空けてあるか	
		表やグラフで表現した方がわかりやすいところはないか	
		適度な余白や行間はあるか	

所属 _____　_____ 年 ____ 月 ____ 日

番号 _____　氏名 _____

Social Skill
1

フィードバックシート

挨拶をする、自己紹介をする　　さわやかな印象を

課題1　「挨拶のスキル」について、他のメンバーからもらったコメントを書いてください。また、このソーシャルスキルの重要なポイントとして挙げられていたものには、どういうことがあったか復習しましょう。

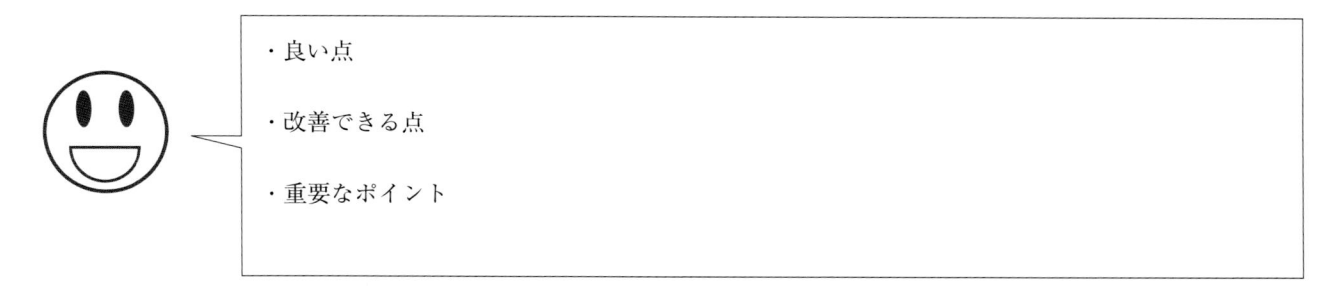

- 良い点
- 改善できる点
- 重要なポイント

課題2　「自己紹介のスキル」について、他のメンバーからもらったコメントを書いてください。また、このソーシャルスキルの重要なポイントとして挙げられていたものには、どういうことがあったか復習しましょう。

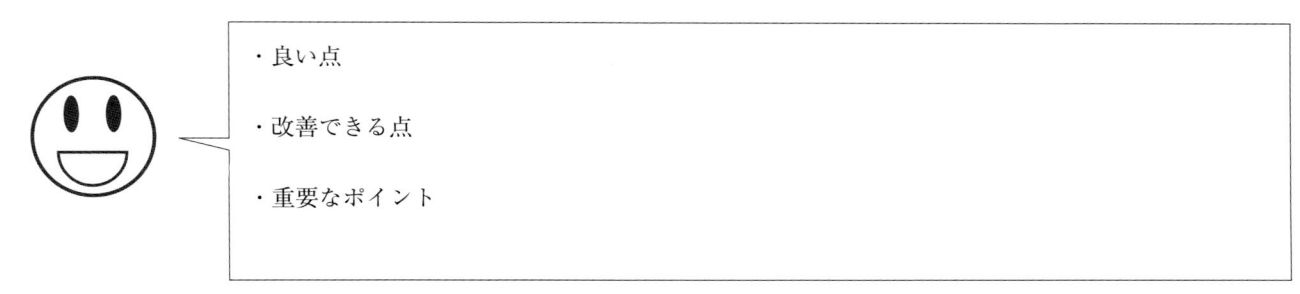

- 良い点
- 改善できる点
- 重要なポイント

課題3　ペアで何度か挨拶や自己紹介を練習してみましょう。次のそれぞれについて、自分で言いやすい言葉や、フレーズがあれば書き込みましょう。

（1）　挨拶

（2）　自分の特徴

（3）　会話のタネになること

（4）　結びの挨拶

所属 _____ _____ 年 ___ 月 ___ 日

番号 _____ 氏名 _____

Social Skill
1

チャレンジシート

挨拶をする、自己紹介をする　さわやかな印象を

　チャレンジ**課題**をして、日常生活に応用できるように練習しましょう。練習した相手から、さまざまなアドバイスをもらってどんな点に注意すれば良いかを学びましょう。

課題1　実際に、誰かに自己紹介をしてみましょう。
〈ポイントの確認〉

「自己紹介する内容」
① 名前
② 自分の特徴
③ 会話のタネになること
④ 結びの挨拶

「自己紹介のポイント」
① 声の大きさ　　⑤ アイコンタクト
② 表情　　　　　⑥ 身振り手振り
③ 姿勢
④ 距離

・1人目からのアドバイス

名前	
良かった点 注意する点	

・2人目からのアドバイス

名前	
良かった点 注意する点	

課題2　他の人の挨拶や自己紹介を見て、真似をしたい良いモデルがあれば、具体的にどんなところが良かったかを書いておきましょう。

_____

_____

所属 _____ _____ 年 ___ 月 ___ 日

番号 _____ 氏名 _____

Social Skill
2

フィードバックシート

話すスキルと聴くスキル　互いにつながるために

課題1　誰かに、ちゃんと話を聴いてもらえないとき、あなたはどんな気持ちになりますか。重要なポイントは何ですか。

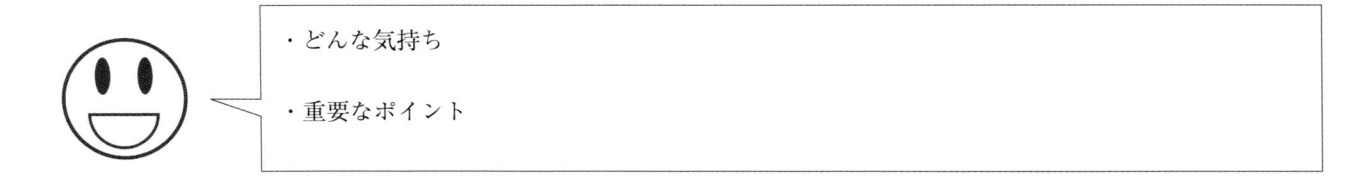

- どんな気持ち
- 重要なポイント

課題2　誰かに、ちゃんと話を聴いてもらえたとき、どんな気持ちになりますか。重要なポイントは何ですか。

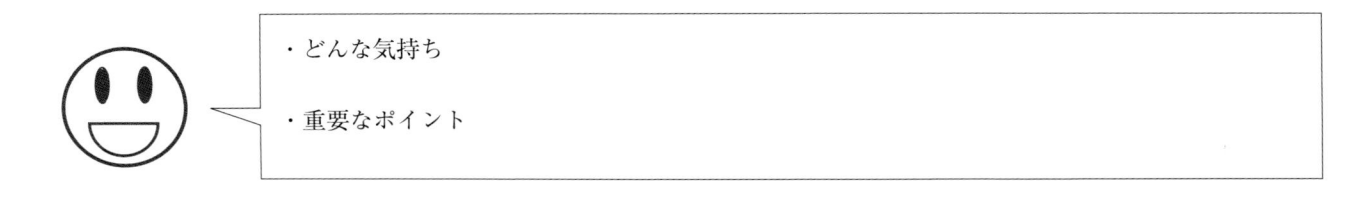

- どんな気持ち
- 重要なポイント

課題3　最近腹が立ったことやおもしろかったトピックについて、ペアで会話し、聴き上手度を自分でチェックしてみましょう。

　　　　　　　　　　　　　　　　　　　　　　　　　　もう少し　ふつう　よい

(1)　話している人を見てあいづちを打っていますか？　　（　1　－　2　－　3　）
(2)　視線を合わせていますか？　　　　　　　　　　　　（　1　－　2　－　3　）
(3)　話している人に身体を向けてますか？　　　　　　　（　1　－　2　－　3　）
(4)　タイミングよくうなづいていますか？　　　　　　　（　1　－　2　－　3　）
(5)　話をさえぎっていないですか？　　　　　　　　　　（　1　－　2　－　3　）

課題4　課題3をしてみて、話す際の声の大きさ、表情、身振り手振り、距離など、非言語的な行動についてどうだったのか、ペアに尋ねてみましょう。その上で気づいたことを書いてみましょう。

_____
_____
_____

所属 _____ _____ 年 _____ 月 _____ 日

番号 _____ 氏名 _____

Social Skill 2

チャレンジシート

話すスキルと聴くスキル 互いにつながるために

　話すスキルや聴くスキルを実際の普段の生活の中で試してみましょう。練習をした相手から、フィードバックをもらってどんな点に注意すれば良いか学びましょう。

課題 誰か少なくとも1名と会話をして、相手からフィードバックをもらいましょう。その上で、自分の感想を書いてください。

話すスキルについて

(1) 相手からのアドバイス

_____

_____

(2) 自分の感想

_____

_____

聴くスキルについて

(1) 相手からのアドバイス

_____

_____

(2) 自分の感想

_____

_____

> 「なぜ、私のいうことがわかってくれないの」とか、「何言ってるかわからない」と不満の声を聞くことが多々あります。でも、もう少し相手にわかるように伝えようとしたり、思いやって聴こうとすると、〝わかり合えたんだ〟という喜びをお互いに経験することができます。

所属 _____　____年 ____月 ____日

番号 _____　氏名 _____

Social Skill
3

フィードバックシート

上手に断る　相手を傷つけないように

課題1　「上手に断るスキル」について、考えたことを書いてください。

_____
_____
_____
_____
_____
_____

課題2　「上手に断るスキル」はどうして大切なのでしょう。あなたの意見を書いてください。

_____
_____
_____
_____

課題3　何か頼まれて断る場面をペアでやってみて、下のことができているか、自分でチェックしてみましょう。

　　　　　　　　　　　　　　　　　　　　　　　　　　もう少し　ふつう　よい
(1)　相手の気持ちに添う言葉を言ってる。　　　　（　1　−　2　−　3　）
(2)　理由を説明している。　　　　　　　　　　　（　1　−　2　−　3　）
(3)　謝罪の言葉を入れている。　　　　　　　　　（　1　−　2　−　3　）
(4)　代案を立てている。　　　　　　　　　　　　（　1　−　2　−　3　）

課題4　言葉以外のところに注意を向けて（相手に身体を向けること、相手の方を見ること、声のトーンや速さ、低めにゆっくりなど）、自分でポイントとなることを考えて、それについてできているかチェックしてみましょう。

所属 _____ ____ 年 ____ 月 ____ 日

番号 _____ 氏名 _____

Social Skill
3

チャレンジシート

上手に断る　相手を傷つけないように

　現実の場面でも、ドラマでも、誰かが頼んで断っている場面があったら、注意して見てください。今日学んだことから気がついたことがあれば、メモしておきましょう。ほかにもすてきな言葉や話し方をどんどん発見してみましょう。

課題　日常生活の中で、断る場面のことをふり返りましょう。

場面　　　　　　（　　　　　　　　　　　　　　　　　　　　　　）
頼まれたこと　　（　　　　　　　　　　　　　　　　　　　　　　）

　　　　　　　　　　　　　　　　　　　　もう少し　ふつう　よい
上手に断れたと思った。　　　　　　　　　（　1　－　2　－　3　）

下の項目についても、うまくできているかチェックしてみましょう。

　　　　　　　　　　　　　　　　　　　　もう少し　ふつう　よい
(1)　相手の気持ちに添う言葉を言った。　（　1　－　2　－　3　）
(2)　理由を説明した。　　　　　　　　　（　1　－　2　－　3　）
(3)　謝罪の言葉を入れた。　　　　　　　（　1　－　2　－　3　）
(4)　代案を立てた。　　　　　　　　　　（　1　－　2　－　3　）

相手の反応について、気づいたことを書いてみましょう。

_____
_____
_____

次に、言葉以外のところに注意を向けて、うまくできているかチェックしてみましょう。

　　　　　　　　　　　　　　　　　　　　もう少し　ふつう　よい
(1)　相手の方を見た。　　　　　　　　　（　1　－　2　－　3　）
(2)　声のトーンが落ち着いていた。　　　（　1　－　2　－　3　）
(3)　低めにゆっくり話した。　　　　　　（　1　－　2　－　3　）

相手の反応について、気づいたことを書いてみましょう。

_____
_____
_____

所属 ＿＿＿＿＿＿＿＿＿＿＿＿＿＿＿＿＿＿＿＿　＿＿＿年＿＿月＿＿日

番号 ＿＿＿＿＿＿　氏名 ＿＿＿＿＿＿＿＿＿＿＿＿

Social Skill
4

フィードバックシート
感情をコントロールするスキル　　さまざまな感情を感じ、ともに生きていく

課題　普段の生活の中で、自分の感情が変化するときのことを考えてみましょう。
　あなたが、以下の感情を感じる場面を思い出してください。まず「どのような場面」でその感情を感じるか、1つの感情について具体的な場面を挙げてください。また、その感情を感じたときの「身体の状態」や「身体の状態の変化」をできるだけくわしく記入してください。

(1)　感情：イライラする
　① どのような場面で感じますか？　できるだけ具体的にいくつかの場面を挙げてください。
　・＿＿
　・＿＿
　・＿＿
　② その感情を感じたときの「身体の状態」や「状態の変化」を詳しく記入してください。
　＿＿
　＿＿

(2)　感情：恥ずかしい
　① どのような場面で感じますか？　できるだけ具体的にいくつかの場面を挙げてください。
　・＿＿
　・＿＿
　・＿＿
　② その感情を感じたときの「身体の状態」や「状態の変化」を詳しく記入してください。
　＿＿
　＿＿

(3)　感情：落ち込んだ
　① どのような場面で感じますか？　できるだけ具体的にいくつかの場面を挙げてください。
　・＿＿
　・＿＿
　・＿＿
　② その感情を感じたときの「身体の状態」や「状態の変化」を詳しく記入してください。
　＿＿
　＿＿

所属 ＿＿＿＿＿＿＿＿＿＿＿＿＿＿＿＿＿＿＿＿＿ ＿＿＿年＿＿月＿＿日

番号 ＿＿＿＿＿＿＿＿ 氏名 ＿＿＿＿＿＿＿＿＿＿＿

Social Skill
4

チャレンジシート

感情をコントロールするスキル　　さまざまな感情を感じ、ともに生きていく

「感情の動きに気づくスキル」や「感情をコントロールするスキル」を実際の生活の中で試してみましょう。

課題1　普段の生活の中で、自分の感情をコントロールする場面を考えてみましょう。

あなたは感情をコントロールするスキルをどのくらい普段使っていますか。うまく使えるかどうかをセルフチェックしてみましょう。これまで使ったことがない方法を積極的に試してみると新たな発見があるかもしれません。

		もう少し　　　ふつう　　　よい
(1)	自己会話（セルフ・トーク）	(1 － 2 － 3 － 4 － 5)
(2)	深呼吸する。	(1 － 2 － 3 － 4 － 5)
(3)	心地の良いイメージを思い浮かべる。	(1 － 2 － 3 － 4 － 5)
(4)	その場から離れる。	(1 － 2 － 3 － 4 － 5)
(5)	間を取る。	(1 － 2 － 3 － 4 － 5)

課題2　以下の3つの感情について、あなたは「どのようにコントロールする」でしょうか。具体的な場面について考え、それに合わせていくつかの方法を考えてみましょう。

(1)　感情：イライラする

　　　場面：＿＿

　　　コントロールするスキル：＿＿＿＿＿＿＿＿＿＿＿＿＿＿＿＿＿＿＿＿＿＿＿＿＿＿＿＿＿＿

　　　＿＿

(2)　感情：恥ずかしい

　　　場面：＿＿

　　　コントロールするスキル：＿＿＿＿＿＿＿＿＿＿＿＿＿＿＿＿＿＿＿＿＿＿＿＿＿＿＿＿＿＿

　　　＿＿

(3)　感情：落ち込んだ

　　　場面：＿＿

　　　コントロールするスキル：＿＿＿＿＿＿＿＿＿＿＿＿＿＿＿＿＿＿＿＿＿＿＿＿＿＿＿＿＿＿

　　　＿＿

所属 _____　_____ 年 ____ 月 ____ 日

番号 _____ 氏名 _____

Social Skill
5

フィードバックシート
うまく問題を解決するスキル　対人葛藤と向き合い、主張的に解決する

課題　あなたがこれまでに自分で解決することのできた対人葛藤について考えてみましょう。
　　　　これまでに経験した対人葛藤を1つ思い浮かべてください。その対人葛藤における問題とは何だったでしょう。また、問題が解決できたことを思い出して、もう一度目標を設定してみましょう。

(1)　「問題の明確化」・_____

(2)　「目標の決定」　・_____

(3)　自分が実際に使った方法を含めて、思いつく限り沢山の解決策を考えて、その結果を予測しましょう。また、それぞれの解決策が「主張的であるか」をチェックしましょう。

	解決策	結果の予測	主張的？
A			
B			
C			
D			
E			
F			
G			

(4)　上で考えた解決策の中から過去に「自分が選んだ解決策」と対人葛藤の解決に有効であると思われる「主張的」な解決策を比較して、改善点を考えてみましょう。

_____
_____
_____

所属 _____   ____ 年 ____ 月 ____ 日

番号 _____ 氏名 _____

Social Skill
5

チャレンジシート
うまく問題を解決するスキル　　対人葛藤と向き合い、主張的に解決する

「うまく問題を解決するスキル」を実際の生活の中で試してみましょう。

課題　普段の生活の中で生じた対人葛藤について解決策を考えてみましょう。
　　　あなたが最近になって経験した対人葛藤を1つ思い浮かべてください。その対人葛藤における問題とは何でしょう。また、問題が解決できたことを想像して目標を設定しましょう。

(1)　「問題の明確化」・_____

(2)　「目標の決定」・_____

(3)　思いつく限り沢山の解決策を考えて、その結果を予測しましょう。また、それぞれの解決策が「主張的であるか」をチェックしましょう。

	解決策	結果の予測	主張的？
A			
B			
C			
D			
E			
F			
G			

(4)　上で考えた解決策の中から、「主張的」で、対人葛藤の解決に有効であると思われる解決策を2つ選んでください。

・解決策①：_____

・解決策②：_____